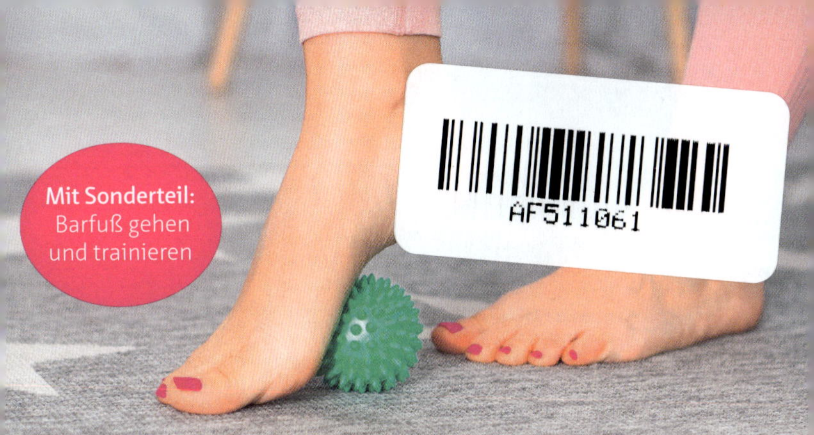

Béatrice Drach-Schauer

Kleine Fußschule

Die effektivsten Übungen für gesundes und schmerzfreies Gehen und Laufen

Kompakt-Ratgeber

Haben Sie Fragen an den Verlag?
Anregungen zum Buch?
Erfahrungen, die Sie mit anderen teilen möchten?

Besuchen Sie unsere sozialen Netzwerke:
www.mankau-verlag.de/forum

mankau

Impressum

Bibliografische Information der Deutschen Nationalbibliothek
Die Deutsche Nationalbibliothek verzeichnet diese Publikation in der Deutschen Nationalbibliografie; detaillierte bibliografische Daten sind im Internet über http://dnb.d-nb.de abrufbar.

Béatrice Drach-Schauer
Kleine Fußschule
Die effektivsten Übungen für gesundes und schmerzfreies Gehen und Laufen
Kompakt-Ratgeber
ISBN 978-3-86374-617-9
2. Auflage 2025 (1. Auflage 2021)

Mankau Verlag GmbH
Pfarrgasse 1
D-82497 Unterammergau
kontakt@mankau-verlag.de
Im Netz: www.mankau-verlag.de
soziale Netzwerke: www.mankau-verlag.de/forum

Redaktion: Tanja Braune, Redaktionsbüro »Die Schnatterei«
Lektorat: Redaktionsbüro Julia Feldbaum, Augsburg
Endkorrektorat: Susanne Langer-Joffroy M. A., Germering
Cover/Umschlag: Andrea Barth, Guter Punkt GmbH & Co. KG, München
Layout: X-Design, München
Satz und Gestaltung: Lydia Kühn, Aix-en-Provence, Frankreich
Energ. Beratung: Gerhard Albustin, Raum & Form, Winhöring

Bildnachweis:
© Michael Strobl Photography 11, 19–23, 25, 26, 29, 33–35, 40, 42, 43, 48, 51, 52, 59, 66–70, 73, 75, 77, 78, 82–86, 88, 98, 99, 105, 107–109, 112–116, 118, 120–122, 124, 125, 131–133, 138, 139, 142–147, 153, 156

© stock.adobe.com 4, 5, 14–15: Kzenon; 5, 62–63: Goffkein; 5, 6, 92–93: ra2 studio; 8: Fotografie-JW; 13 ff. (Logo b. Übungen): i3alda; 27: Halfpoint; 41: nickolya; 46: beats_; (Grundformen d. Abb.) 49, 97, 101, 126: hiro; 58: superelaks; 81: natagolubnycha; 94: bilderzwerg; (Grundform d.Abb.) 102: Анна Богатырева; (Ausschnitt) 110: Henrie; 151: Igor

Druck: Westermann Druck Zwickau GmbH, Zwickau/Sachsen

FSC www.fsc.org MIX Papier | Fördert gute Waldnutzung FSC® C110508

Vorwort

Seit vielen Jahren schon brenne ich für das Thema »gesunde und fitte Füße« – all das aus eigener leidvoller Erfahrung. Ich habe selbst erlebt, wie wertvoll und wichtig es ist, seine Füße gut zu behandeln. Sie tragen uns schließlich durchs Leben. In meinen zahlreichen Ausbildungen konnte ich mir nicht nur ein großes Repertoire an Übungen rund um die Fußgesundheit aneignen, sondern immer mehr auch den Zusammenhang zwischen unseren Füßen und dem Rest des Körpers – aber auch unseres Geistes – erkennen. Meine Arbeitsweisen sind sehr von der Spiraldynamik® geprägt – einem anatomisch funktionell begründeten Bewegungskonzept, das uns hilft, unseren Körper wieder koordiniert zu »gebrauchen« und zu verstehen.

Die positiven Rückmeldungen meiner Klienten und Klientinnen geben mir immer wieder recht: Es macht Sinn, seinen Füßen mehr Aufmerksamkeit zu schenken, um wieder leichtfüßiger und beschwerdefrei durchs Leben zu gehen (oder zu laufen).

Dieses Büchlein wird dir zeigen, wie du auch mit einfachen Übungen im Alltag jede Menge Wellness für deine Füße und Beinachsen finden kannst.

Herzlichst,
deine Béatrice

Inhalt

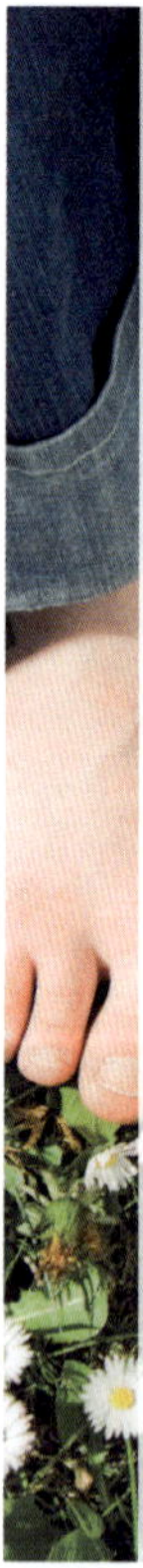

Füße – das Fundament unseres Körpers 15

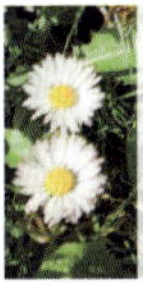

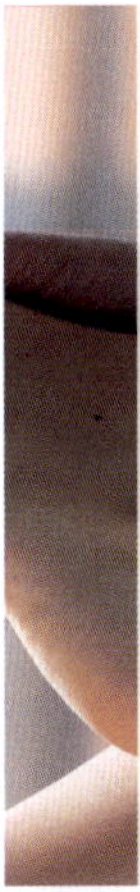

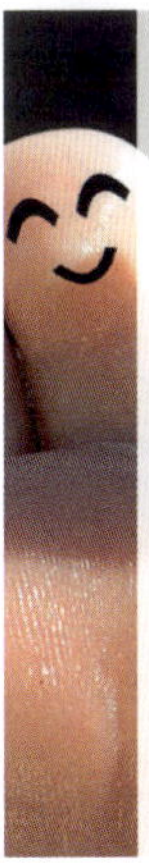

Trainieren statt operieren

Warum unsere Füße so wichtig sind

Unsere Füße sind hochkomplexe Meisterwerke – mit 60 Muskeln, 200 Sehnen und 100 Bändern, 32 Gelenken und 26 Knochen sind sie die Grundvoraussetzung für unsere Körperstatik. Und dabei sind sie echte Allrounder. Die Füße tragen, stützen und balancieren den Menschen – egal wie schwer er ist – und fangen das Körpergewicht auf (beim Bergablaufen gar bis zu 300 Prozent davon). Die Füße sorgen für Federung, helfen bei unserem aufrechten Gang durchs Leben und lassen uns auch einmal eine Nacht lang vor Freude durchtanzen. Gleichzeitig sind sie Meister der Feinmotorik. Leider fristen diese wunderbaren Multitalente sehr oft ein tristes, verstecktes und unbeachtetes Dasein und haben auch oftmals einen schlechten Ruf. Sehr viele Redewendungen ranken sich um unsere Füße – bei einigen davon kommen sie nicht unbedingt gut weg:

»Das schmeckt wie eingeschlafene Füße.«
»Jetzt habe ich dich auf dem falschen Fuß erwischt.«
»Kalte Füße bekommen.«
»Sie hatte Füße, schwer wie Blei.«
»Keinen Fuß vor die Tür setzen.«

So packen wir unsere Füße in Socken und Schuhe – und oft werden sie dann noch zusätzlich mit dem Stigma versehen, »sie sehen nicht gut aus«, »sie riechen nicht gut« oder was auch immer. Und das geben wir leider auch unseren Kindern weiter. Denn Kinder ziehen sich gern zu Hause die Socken aus und rennen barfuß durch die Wohnung. Und ganz oft hören sie dann gleich: »Zieh deine Socken wieder an, du wirst dich verkühlen«, »Du wirst dir wehtun!« oder auch: »Füße runter, sie stinken.« Hand aufs Herz: Wie oft hören Kleinkinder beim Spielen den Ausruf: »Ui, du hast ja kleine Käsefüße!«

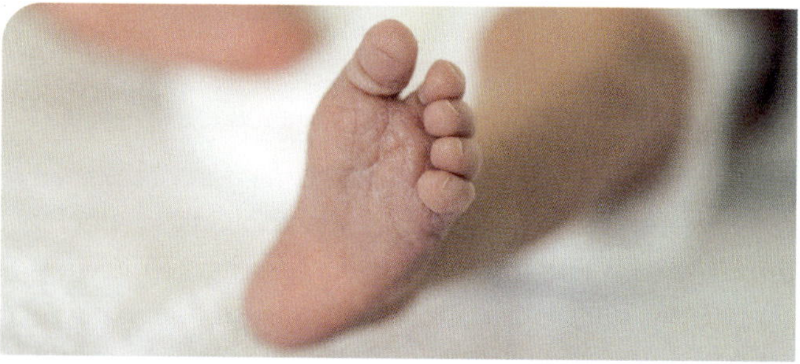

Kinder wollen sich allerdings noch viel intuitiver mit der Erde verbinden als wir Erwachsene. Aber auch hierzu wirst du noch einiges lesen. Ich zeige dir Übungen für die Füße, die du mit der ganzen Familie machen kannst. Denn wir können und sollten schon unseren Kindern vorleben, unsere Füße liebevoll anzunehmen und ihnen Gutes zu tun. Oft nehmen wir unsere Füße und deren Meisterleistung einfach nicht wahr, sie sind ja irgendwie »immer da«.

Erst wenn die Füße brennen, jucken, platt werden oder sich Zehen unangemessen breitmachen, wird vielen

bewusst, wie wichtig das Fundament ist. Oftmals quetschen wir unsere Zehen in viel zu enge Schuhe, weil diese eben gut aussehen.
Und dann kommt das erste Ziehen in den Füßen, vielleicht auch bis in die Waden hoch. Die Zehen fühlen sich steif an und verformen sich vielleicht.
Nach ein paar Jahren dann die Schmerzen – und spätestens jetzt merken wir, wie enorm wichtig unsere Fußgesundheit ist und dass wir dafür auch etwas tun müssen. Und glücklicherweise auch tun können!

Mit beiden Füßen im Leben stehen

Wenn du bedenkst, wie viel unsere Füße leisten, wie viele Schritte sie uns durchs Leben tragen, wie viele Stunden wir auf ihnen stehen … vielleicht siehst du die Füße dann auch als eine Meisterleistung der Natur an. Menschen sind für die Bewegung und fürs Gehen gemacht. Wir sind Zweifüßer und bewegen uns (meist) auch auf unseren zwei Füßen. Ein effizientes »Funktionieren« unserer Füße ist für eine gesunde Bewegung unerlässlich.
Mit jedem Schritt sind deine Füße deine Verbindung zum Boden und somit zum Fundament. Du kannst dir das so vorstellen, dass du dich mit jedem Schritt immer wieder kurz erdest. Ich finde, dass diese Vorstellung in unserer hektischen Welt sehr guttun kann. Als Läuferin, als Trainerin aber auch als Mentaltrainerin werde ich täglich mit den Füßen konfrontiert.

Ich möchte die Menschen dazu anhalten, ihre Füße wichtig und auch in die Hand zu nehmen. Denn: Füße sind nicht unangenehm und hässlich, sie sind ein Teil unseres Körpers, den wir liebevoll in unsere Körperpflege miteinbeziehen dürfen – und vor allem sollten.
Jahrelang habe ich nicht nur an meinem eigenen Körper gespürt, WAS man alles mit Fußtraining erreichen kann – und ich habe tatsächlich bei fast jeder Fußfehlstellung sehr laut HIER gerufen –, sondern auch schon zahlreichen Betroffenen helfen können, ihre Fußbeschwerden in den Griff zu bekommen. Denn: Gut zu Fuß zu sein bedeutet, wesentlich leichtfüßiger durchs Leben zu gehen.

INFO

SICHERE DICH AB!

Dieser Ratgeber kann dir nicht die Expertise eines Arztes oder Physiotherapeuten ersetzen. Bei anhaltenden Beschwerden oder medizinischen Fragestellungen empfehle ich dir, unbedingt einen Facharzt aufzusuchen.

Das Ziel dieses Ratgebers

Ich zeige dir auf den nächsten Seiten, wie du deinen Füßen im Alltag Gutes tun kannst. Das geht über das Herstellen von wohltuenden Fußpeelings oder -bädern über einfache Übungen, die du in deinen Alltag integrieren kannst. Ein Training, das dir bei Fußproblemen hilft und auch dabei, diese in Zukunft zu vermeiden. Im Bild siehst du, wie du ganz einfach lernen kannst, deine große Zehe, über die wir im Laufe des Buches noch viel sprechen werden, anzusteuern.

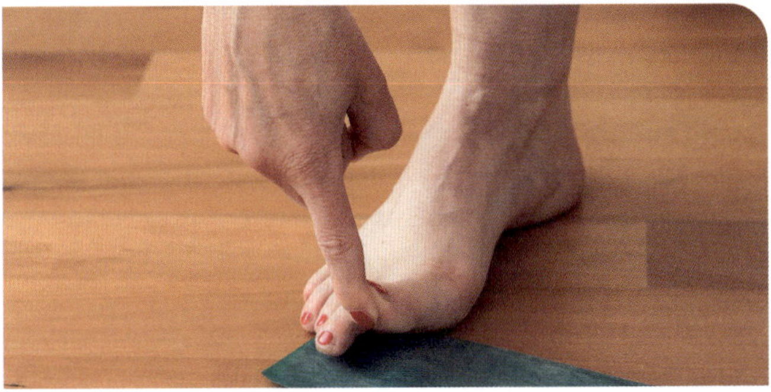

Für das Training deiner Füße brauchst du kein teures Equipment und auch kein großes Zeitbudget. Fußtraining hat unter anderem einen immensen Vorteil: Regelmäßig angewendet, kannst du mit etwas Geduld auch mit nur wenigen Minuten Aufwand pro Tag echte Erfolge erzielen. Bei manchen Übungen ist auch die Anzahl der Wiederholungen wichtig, um den richtigen Trainingseffekt zu erzielen. Das habe ich dir dann dazugeschrieben. Sonst geht es einfach darum, konsequent zu bleiben und es vor allem richtig zu machen. Lieber in kleine Portionen aufteilen und mehrfach am Tag trainieren (wie zum Beispiel beim Rollen mit dem Igelball).

Du findest Tipps zum richtigen und ökonomischen Gehen und zur Fußgymnastik, die du auch bei bereits bestehenden Fehlstellungen einfach anwenden kannst.
Hast du gewusst, dass auch Kniebeschwerden ihren Ursprung in einer Fußfehlstellung haben können? Ich erkläre dir genau, was es mit den Beinachsen auf sich hat und worauf du bei deinem Fitnesstraining achten solltest. Natürlich sprechen wir auch über die Wahl des richtigen Schuhwerks und das Barfußgehen. In diesem Ratgeber kommen neben mir auch noch Fußexperten aus anderen Gebieten, wie der Orthopädie und der Physiotherapie, vor.
Viele Damen klagen mir ihr Leid, weil die große Zehe sich immer weiter zu den anderen Zehen neigt, nicht schön aussieht und unter Umständen an vielen Tagen schmerzt. Der Fußballen rötet sich, jeder Schritt wird zur Qual, und allein der Gedanke, sich Straßenschuhe anzuziehen, fühlt sich unangenehm an. Dann sprechen wir von der häufigsten Zehendeformation: dem Hallux valgus.
Du bewegst dich gern laufend durchs Leben? Oder hast vor, dich dem Laufen zu widmen, hast dich aber wegen deiner Fußbeschwerden noch nie getraut? Auch dann ist dieser Ratgeber genau das Richtige für dich. Du findest hier sehr viele Tipps, wie du deine Füße und Beine fit fürs Laufen hältst und dein Hobby noch lange schmerzfrei weiter ausüben kannst.

Bei vielen Läufern zwickt und zwackt es im Bereich der Wade, des Schienbeines, der Achillessehne, der Ferse, an der Fußsohle oder im vorderen Teil des Fußes. Beim Aufstehen in der Früh sticht es an der Fußsohle, als wärst du gerade auf einen Reißnagel gestiegen? Dann könntest du aktuell an einer Entzündung der Plantarfaszie leiden. Aber auch hier kann man mit einfachen Mitteln etwas tun. In diesem Ratgeber findest du nicht nur allgemeine Kapitel zur Prävention (inklusive jeder Menge Übungen), sondern auch die Auflistung und Beschreibung einiger häufiger Fehlstellungen und Beschwerdebilder des Fußes.

TAUTRETEN FÜR MEHR ENERGIE

Auch in der Traditionellen Chinesischen Medizin (TCM) kommt den Füßen eine entscheidende Bedeutung zu, ein Großteil der Meridiane endet an der Fußsohle. Bei dem auch in unserer Kultur bekannten Tautreten oder auch Kneippen wird die Venen- und Wadenmuskelpumpe aktiviert, der Organismus vitalisiert und Stress vermindert.

Laufe gleich morgen früh raus in die nasse Wiese (oder den Schnee). Genieße das wundervolle prickelnde Gefühl an deinen Fußsohlen, die herrliche Kälte beim Stehen im Schnee mit nackten Füßen. Das geht auch in der Stadt, auf einem Spielplatz oder im Park und tut nicht nur den Füßen gut, sondern unserer körperlichen und seelischen Gesundheit. Danach die Füße gleich warm einpacken!

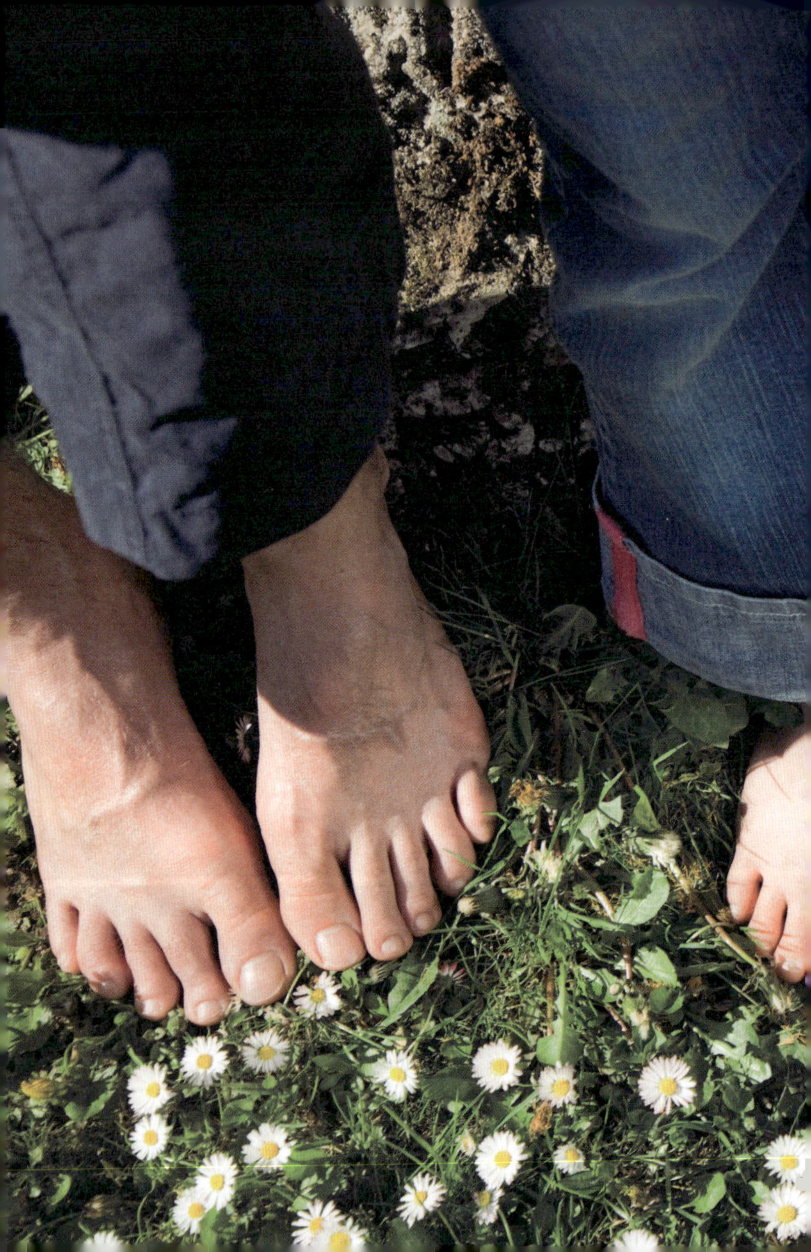

Füße – das Fundament unseres Körpers

Ohne unsere Füße geht im wahrsten Sinne des Wortes nichts: Sie tragen uns durchs Leben – und deshalb sollten wir ihnen auch viel Aufmerksamkeit schenken.

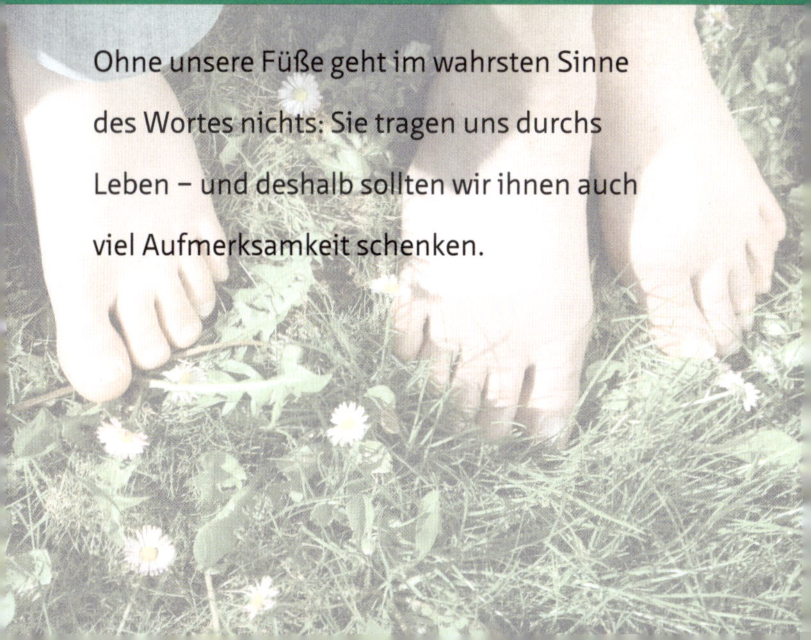

Was Füße alles leisten müssen

Füße sind eine wahre Meisterleistung der Natur. Wir stehen, springen und laufen mit ihnen. Können über Steine klettern und über nasse Wiesen spazieren. Auf Bäumen balancieren und Sand durch die Zehen gleiten lassen. Die Entwicklung zum Zweibeiner ist geprägt durch die Aufrichtung im Raum, das Fortbewegen auf zwei Beinen sowie die zentrale Ausrichtung unseres Beckens. Der Mensch hat als Zweibeiner eine Verschraubung der Füße und eine Auffächerung von fünf Zehenstrahlen. Unser Fuß verbindet uns mit jedem Schritt mit dem Boden. An der Fußsohle und an den Zehen befindet sich eine hohe Dichte an Rezeptoren der Hautsinne. Denke daran, wie es sich anfühlt, wenn ein kleines Steinchen im Schuh steckt oder man barfuß auf heißem Sand geht.

Der Aufbau des Fußes

In den Füßen sind jeweils 26 Fußknochen (plus zwei Sesambeine in den großen Zehen). Wir haben also ein Viertel unserer Knochen (Gesamtzahl: zwischen 206 und 215) im Fuß. Um deinen Fuß besser kennenzulernen, schauen wir uns nun den Aufbau dieses »Kunstwerks« genauer an. Falls dir in weiterer Folge vielleicht eine Übung unklar ist, empfehle ich dir, dir dieses Bild immer wieder in Erinnerung zu rufen.

INFO

FUß-FAKTEN

- Im Durchschnitt umrunden wir in einem Leben etwa dreimal die Erde. Das wären 130 000 km oder eben 200 Millionen Schritte. Es gibt Untersuchungen, dass wir allein beim Shoppen etwa 214 km pro Jahr laufen.
- Geht man von etwa 8000 bis 10 000 Schritten pro Tag aus, dann verbringen wir etwa 25–50 Prozent unseres Lebens auf den Beinen.
- Zusammengerechnet müssen unsere Füße einem Druck und Gewicht von durchschnittlich 2520 Tonnen standhalten.
- Auf der Fußsohle sind über 90 000 Schweißdrüsen verteilt, über die wir täglich mehr als einen halben Liter Feuchtigkeit ausscheiden. Doch halt: Diese Flüssigkeit stinkt an sich nicht, der Geruch entsteht erst durch das feuchtwarme Milieu in den Schuhen.
- Im Vergleich zu anderen Regionen unseres Körpers ist die Hautschicht an unseren Füßen am stärksten. Die Epidermis hat normalerweise eine Dicke von etwa 0,1 mm – an den Füßen sind es zwischen 1–5 mm.
- In unseren Füßen befinden sich mehr Sinneszellen als in unserem Gesicht. 1700 Nervenenden sorgen dafür, dass unsere Füße enorm feinfühlig sind. Füße

INFO

spüren verschiedenen Untergründe, Kälte, Hitze, Unebenheiten – vieles davon ist in unseren festen Schuhen nicht mehr notwendig. Doch sollten wir dafür sorgen, dass unsere Füße die Fähigkeit nicht ganz verlieren.

Auf unserer Sohle befindet sich Fettpolster, die in verschiedenen Kammern eingeschlossen sind. Diese Kammern können sich gegeneinander verschieben. Sie fungieren als Stoßdämpfer und werden beim Gehen unter der Ferse etwa auf die Hälfte zusammengedrückt.

Laut »Guinness Buch der Rekorde« hat der Venezolaner Jeison Rodriguez die größten Füße der Welt. Schuhgröße 66 – seine Füße sind 40 cm lang. Wobei das nichts gegen den rothaarigen Märchenriesen Rübezahl ist, der laut Überlieferung die sagenhafte Schuhgröße 673,5 hatte.

Im Alter nehmen die Füße an Länge und Breite zu. Es kann passieren, dass unsere Füße mit 60 Jahren um zwei Schuhgrößen größer sind als in unserer Jugend. Das hat damit zu tun, dass unser Gewebe immer mehr an Spannung und Elastizität verliert und schlaffer wird. Davor sind leider auch unsere Füße nicht gefeit.

Unser Fuß besteht, von funktionellen und therapeutischen Gesichtspunkten aus betrachtet, aus drei Bereichen, die jeder für sich wichtig sind. Denn jeder einzelne Schritt, den wir tätigen, benötigt ein Zusammenspiel aus Stabilität, Mobilität und Kraft.

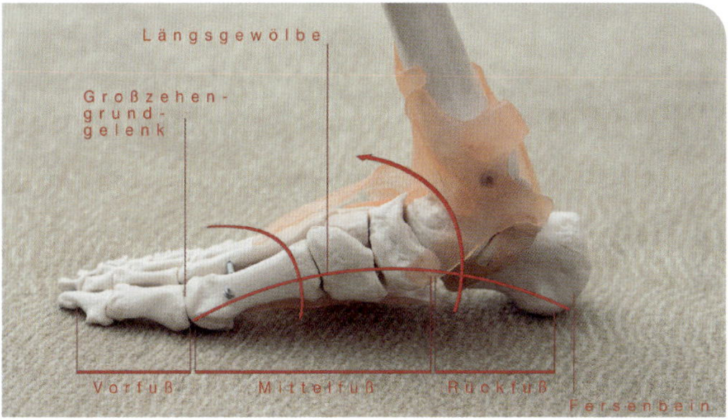

Der Rückfuß

Er besteht aus dem Fersenbein und dem Sprungbein und ist für die Stabilität verantwortlich. Das Fersenbein ist der kräftigste und größte Fußwurzelknochen und ist nach unten hin in ein straffes und dickes Fersenfettpolster eingebettet. Da wird bei jedem Schritt, den wir gehen, mit der Ferse den Boden berühren, ist dieses Fettpolster wichtig, um die einwirkende Kraft zu dämpfen. Unsere Ferse trägt unser Gewicht, und daher sollten wir darauf achten, dass sie aufrecht und stabil ist und nicht wegknickt.

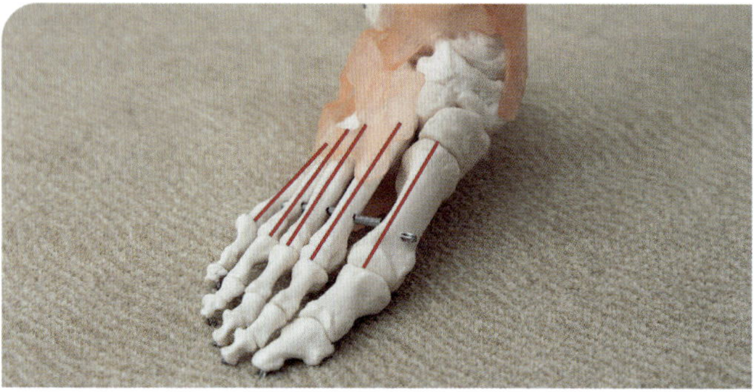

Der Mittelfuß

Er wird aus fünf kompakten Knochen gebildet und ist für die Mobilität und die Beweglichkeit des Fußes da. Die fünf Mittelfußknochen nennt man »Strahlen«, sie gehen in die Zehen über.

VERSPANNUNGEN LÖSEN IN DEN MITTELFUẞSTRAHLEN

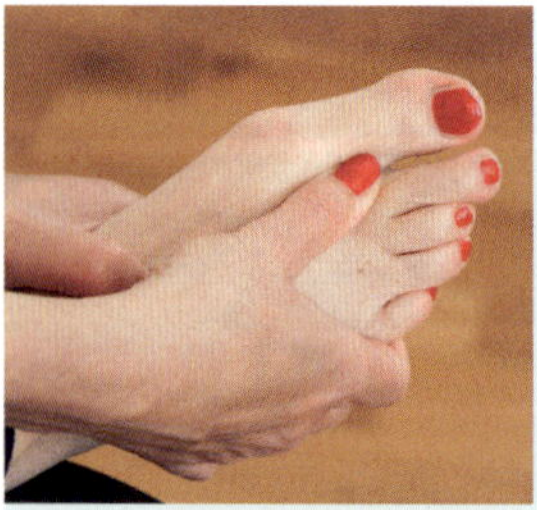

Fasse den ersten Strahl deines Fußes und streiche ihn mit beiden Daumen langsam aus. Spüre etwaige Verspannungen und löse sie liebevoll mit den Händen. So kannst du mit allen weiteren Strahlen verfahren. Nimm dir Zeit! Du kannst dir deine Füße auch gern von deinem Partner oder deiner Partnerin auf diese Weise massieren lassen.

Der Vorfuß

Er besteht aus den Zehen und den fünf Mittelfußknochen. Er gilt als das Kraftzentrum des Fußes – wenn du zum Beispiel sprinten möchtest, dann kommt die Kraft dazu direkt aus deinem Vorfuß. Zusätzlich hat er die Aufgabe, sich sehr schnell an die unterschiedlichen Bodenbeschaffenheiten anzupassen. Egal ob du gerade über Moos oder Steine gehst, dein Vorfuß reagiert im Idealfall sofort auf diese Situation. Leider stehen wir viel zu sehr auf dem hinteren Teil des Fußes (Rückfuß mit dem stabilen Fersenbein), so verwenden wir unseren Vorfuß immer weniger. Dadurch entstehen Fußbeschwerden wie Spreizfuß oder Hallux valgus (→ Seite 110 ff., 126 ff.).

Die Fußgewölbe

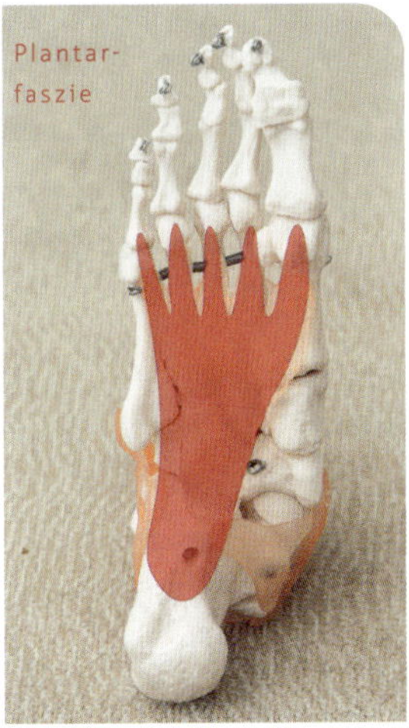

Sie sind für die optimale Dämpfung jedes Schrittes notwendig und werden in das Längs- und das Quergewölbe eingeteilt. Das Längsgewölbe liegt auf der Innenseite des Fußes und zieht von der Ferse bis zum Großzehgrundgelenk. Die Plantarfaszie, welche von der Ferse bis zu den fünf Grundgelenken geht, spannt aktiv das Längsgewölbe des Fußes. Diese große Sehnenplatte unter dem Fuß wird uns in diesem Ratgeber noch im Teil rund um die Fußbeschwerden (wie dem Fersensporn → S. 138 ff.) begegnen. Sie federt beim Auftreten den Schwung nach unten ab, sodass der Fuß gedämpft auf dem Boden landet. Bei jedem Schritt, den du gehst, spannt und entspannt sich die Sehnenplatte, daher ist sie anfällig für Überlastungen oder Verletzungen.

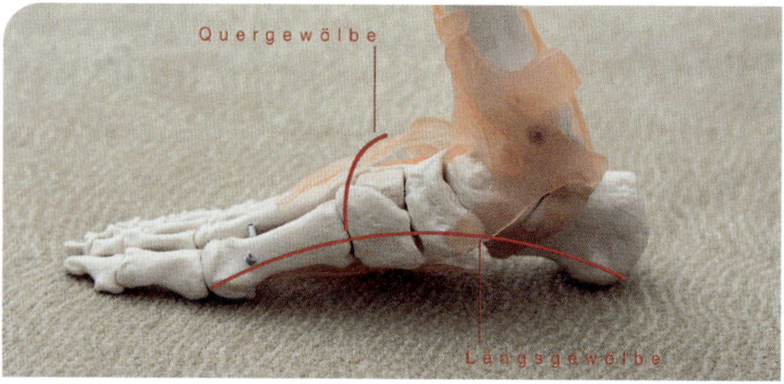

Das Quergewölbe reicht über den ganzen Fußrücken und erinnert an einen flachen Bogen, der sich vom Großzeh- bis zum Kleinzehgrundgelenk spannt. Beim entlasteten Fuß bildet die Fußknöchelreihe einen C-Bogen. Bei Belastung wird dieser C-Bogen durchgedrückt, und die Belastung verteilt sich so über den ganzen Vorfuß. Nachdem unser Vorfuß für die Kraft des Abstoßens bei jedem Schritt verantwortlich ist, ist ein Training der Vorfußmuskulatur notwendig, um Fußbeschwerden wie zum Beispiel dem Hallux valgus, Spreizfüßen oder Schmerzen im Vorfußbereich vorzubeugen.

Durch eine optimale Verdrehung (Verschraubung) innerhalb des Fußskeletts kann sich das Fußgewölbe bilden. Die Spiraldynamik® wendet dieses Prinzip für die Körperarbeit an. Sie ist ein dreidimensionales anatomisch funktionell begründetes Bewegungs- und Therapiekonzept, aus dem sich der koordinierte Gebrauch des Körpers ableiten lässt. Es klingt weitaus schwieriger, als es ist, du kannst dir diese Verschraubung wie das Auswringen eines Handtuchs vorstellen.

AKTIVIERUNG DES LÄNGSGEWÖLBES

Halte ein Handtuch in beiden Händen, falte es und wringe es gleichmäßig mit beiden Händen aus. Deine Hände bewegen sich dabei in entgegengesetzte Richtungen.

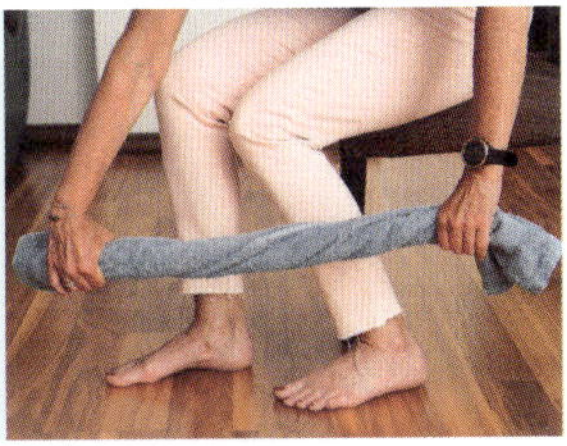

Versuche nun, deinen Fuß genauso zu »verwringen«: Drehe dabei deine Fußaußenseite nach außen und die Fußinnenseite vom Kahnbein (→ S. 118) bis zum Großzehgrundgelenk nach innen. Somit aktivierst du dein Längsgewölbe.

Du kannst diese Verschraubung auch im Sitzen üben. Dein Rückfuß dreht leicht nach außen, dein Vorfuß nach innen.

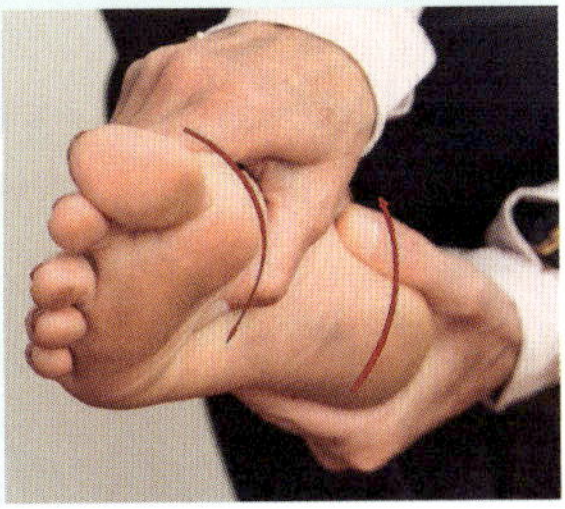

Die Zehen

Jede Zehe besteht aus drei kleinen Knochen, mit Ausnahme der großen Zehe: Diese besteht nur aus zwei. Alle Zehen können sich in alle Richtungen bewegen. Unsere Zehen verstärken die Beweglichkeit und Sensibilität des Vorfußes. Damit das System »Vorfuß und Zehen« gut funktioniert, brauchen wir ein stabiles und intaktes Quergewölbe, über welches wir schon gesprochen haben. Wenn unser Fuß dauerhaft einer Fehlbelastung ausgesetzt ist (zum Beispiel aufgrund von zu engen Schuhen oder Schuhen mit zu hohen Absätzen), verlieren auch die Zehen oft ihre Funktion, sie krallen oder versteifen sich. Fehlstellungen der Zehen sind am häufigsten an der zweiten Zehe zu finden.

Wenn du eine sogenannte griechische Fußform (→ S. 49) hast, dann ist deine zweite Zehe die längste. Dies kann dazu führen, dass sie in zu kleinen Schuhen vorn anstößt und die Bildung von Hammerzehen begünstigt wird. Bei einer Hammerzehe kommt es zu einer Überstreckung im Grundgelenk, einer Beugung im Mittelgelenk sowie einer Streckung im Zehenendgelenk. Der Bodenkontakt findet dann nur über den Ballen und mit der Zehenspitze statt. Die Zehen können nicht mehr locker den Boden berühren. Um Hammerzehen zu vermeiden (das fortgeschrittene Stadium nennt man Krallenzehen), solltest du darauf achten, dass du deine Schuhe nicht zu klein kaufst und deinen Zehen ausreichend Platz bietest. Mehr dazu findest du im Kapitel Schuhe (→ Seite 49 ff.).

ZEHENMASSAGE

Setze dich bequem auf einen Sessel, nimm deinen Fuß in die Hand und schau dir ganz bewusst deine Zehen sowie die Zehengelenke an. Nimm wahr, ob dir eventuell nach einem Tag in Schuhen die Zehen wehtun oder sich steif anfühlen.

Auch nach dem Duschen kannst du dir beim Einmassieren deiner Füße jede einzelne Zehe und jedes einzelne Zehenglied »vornehmen«.

Massiere deine Zehen, bewege deine Gelenke und creme sie dann mit einer wohltuenden Lotion ein. Das tut gut und fühlt sich wie eine kurze Wellnesseinheit an.

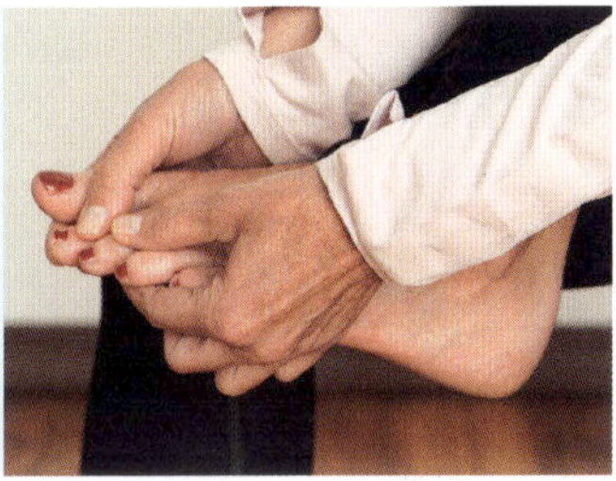

GROẞE ZEHENPARADE

Jede Zehe unseres Fußes sollte sich einzeln bewegen lassen, ohne dass sich der ganze Fuß bewegt oder seine Verschraubung verliert. So wäre der Idealfall. Für Kinder ist diese Übung meist eine einfache Sache, wir Erwachsenen lernen oft erst wieder, jedes einzelne Zehenglied und jede Zehe »durchzuarbeiten« und extra anzusteuern. Ganz ehrlich: Ich schaffe es auch nur, eine Zehe einzeln anzuheben. Aber Übung macht den Meister.

Starte damit im Stand. Deine Ferse ist gerade aufgerichtet und mittig belastet, Großzehballen und Kleinzehballen berühren den Boden.

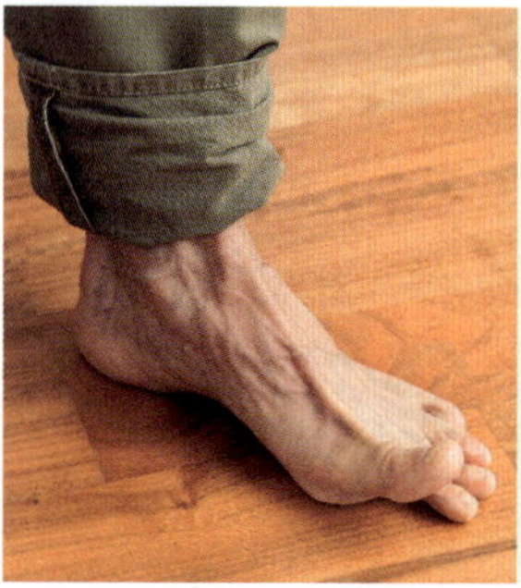

Hebe nun vom linken Fuß deine große Zehe an, ohne die anderen Zehen mitzubewegen oder die Ausrichtung der Ferse zu verändern. Wenn es gar nicht klappen sollte, dann kannst du dir helfen, indem du die anderen Zehen mit den Händen am Boden festhältst.

Wiederhole die Übung auf der anderen Seite.

Nun kannst du versuchen, jede einzelne Zehe anzuheben. Du wirst sehen, das ist gar nicht so einfach. Es macht aber großen Spaß, die Fortschritte zu sehen.

Lass dich nicht entmutigen und bleib dran!

Kinderfüße

Die Füße des Neugeborenen sind platt, die Gewölbe sind noch nicht entwickelt. Bis zum zweiten Lebensjahr des Kindes ist das Längsgewölbe des Fußes flach und daher die Kontaktfläche zum Fuß groß. Erst danach beginnt sich das Fußlängsgewölbe zusehends auszubilden. Diese

Entwicklung sollte bis zum sechsten Lebensjahr abgeschlossen sein. Auch die Beinachsen entwickeln sich erst im ersten Lebensjahr. Oft werden aus O-Beinen später X-Beine. Wenn das Kind ausgeprägte X-Beine hat, ist auch vor dem sechsten Lebensjahr ein Beinachsentraining sinnvoll.

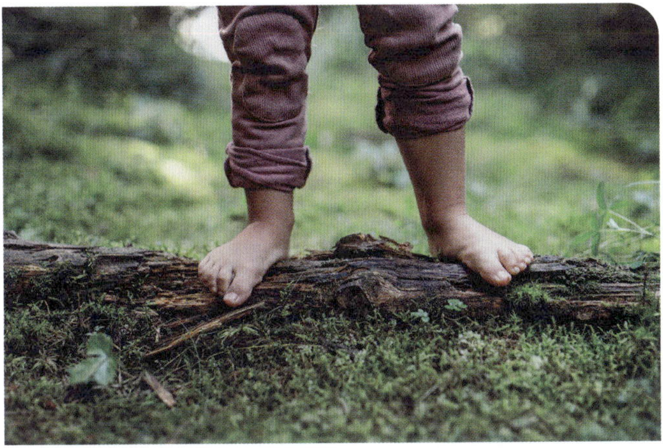

Kinder balancieren und tragen mehr als die Hälfte ihres Gewichts mit dem Vorfuß. Für die motorische, aber auch für die emotionale Entwicklung von Kindern und Jugendlichen ist ein ausreichendes Maß an Bewegung notwendig. Erwachsene leben den Kindern den Umgang mit unserem Körper vor – auch mit unseren Füßen. Fußgesundheit ist letztendlich wichtig, um aufrecht durchs Leben zu kommen und sich Beschwerden zu ersparen.

Übungen für die ganze Familie

Training als Prävention, das ist das Ziel. Und so können wir schon gemeinsam mit unseren Kleinen Fußgymnastik (spielerisch) umsetzen. Lass uns daher gleich mit ein paar Bewegungsübungen mit dem Schwerpunkt Füße und Beine für die ganze Familie starten.

HINDERNISLAUF

Lege dir zu Hause Kissen von unterschiedlicher Größe auf den Boden. Variiere die Abstände zwischen den einzelnen Kissen.

Nun ziehen alle Familienmitglieder ihre Schuhe und Socken aus und laufen hintereinander über diesen Parcours. In der ersten Runde gehen alle langsam und vorsichtig über die Kissen, in der zweiten Runde wird gehüpft (aufpassen, dass ihr nicht ausrutscht).

Vielleicht wollt ihr in der dritten Runde ein paar Sprünge auf einem Bein einbauen? Der Fantasie sind hier natürlich keine Grenzen gesetzt. Du kannst zwischen den Kissen auch noch andere »Hindernisse« einstreuen, zum Beispiel eine Schwimmnudel, ein dickes Buch usw.

Wenn ihr die Möglichkeit habt, dann baut euch im Garten einen kleinen Parcours auf, den ihr barfuß und spielerisch bewältigen müsst. Die kleinen Fußmuskeln werden bei dieser Übung beansprucht, die Wahrnehmung wird geschult, und der Spaß kommt natürlich auch nicht zu kurz.

MEMORY

Mit den Händen kann es jeder, aber wir können es auch mit den Füßen spielen.

Nimm ein Memoryspiel aus kleinen Holzklötzen (gibt es im Spielwarenhandel). Die einzelnen Steine dürfen natürlich nur mit den Zehen gegriffen und umgedreht werden. Die Hände bleiben hinter dem Rücken. Auch wenn ihr es nicht glaubt, es ist wirklich lustig!

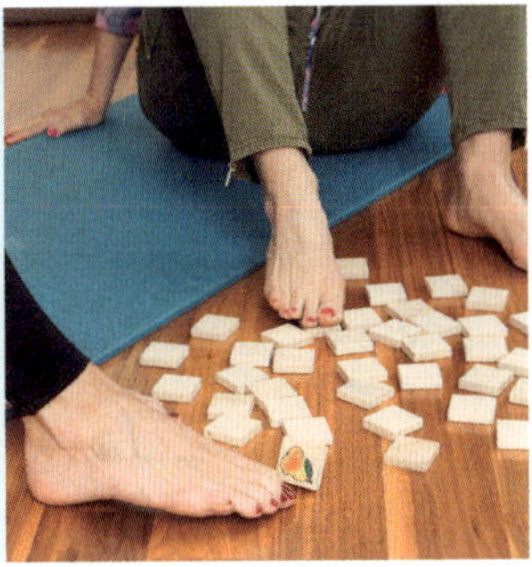

WAS IST DAS?

Es ist sehr spannend, sich einmal wieder nur auf den taktilen Sinnesreiz der Füße zu verlassen. Die Übung stärkt die Wahrnehmung, aber auch die Mobilisation der kleinen Fußmuskeln:

Sammelt verschiedene Gegenstände in einem Sack und legt diesen vor euch ab.

Ihr setzt euch gemütlich auf den Boden. Ein Spieler bekommt die Augen verbunden. Der andere legt ihm einen Gegenstand aus dem Sack vor die Füße. Der Spieler mit den verbundenen Augen muss nun diese Gegenständen nur mithilfe seiner Füße erraten.

Interview mit der Kinderärztin Dr. Monika Resch

»Das Gangbild des Kindes muss beim Kinderarzt kontrolliert werden.«

Welche Untersuchungen führt der Kinderarzt bezogen auf die Füße des Kindes durch?

Prinzipiell gehört im Rahmen einer Untersuchung immer das ganze Kind ausgezogen, damit wirklich alles gesehen und beobachtet werden kann. Dies beginnt beim Neugeborenen, dabei liegt auch ein Fokus auf den Hüften, der Wirbelsäule, dem sogenannten Schräglagensyndrom sowie auf den Füßen: Sichelfüße? Hakenfüße? Diese beiden sind die häufigsten Fehlstellungen nach der Geburt.

Nach einer Beobachtung sowie der Diagnosestellung erfolgt eine Demonstration der entsprechenden Massagetechniken für die Eltern. Wenn nach Massagen oder Abwarten keine Besserung festzustellen ist, erfolgt eine direkte Zuweisung an einen Orthopäden.

Auch bei den weiteren Kinderarztbesuchen wird das Gangbild kontrolliert. Wenn ein Knicksenkfuß im Alter von vier bis fünf Jahren bestehen bleibt und sich im Zehenspitzengang kein Fußgewölbe zeigt (dann auch schon früher), wird das Kind an einen Kinderorthopäden – wegen einer Einlagenbehandlung (bevorzugt propriozeptive Formen) – überwiesen.

Wie sieht eine Ganganalyse beim Kinderarzt aus?

Das Kind geht in der Unterhose durch das Zimmer – die gerade Wegstrecke ist idealerweise 4 bis 5 Meter lang. Dabei wird es von vorn und hinten begutachtet. Dabei werden der Zehenspitzen- und Fersengang sowie das Fußgewölbe beurteilt. Das Kind wird aufgefordert, sich nach vorn zu beugen – dabei wird die Wirbelsäule begutachtet. Bei Auffälligkeiten erfolgt eine Zuweisung zum Orthopäden.

Welches Fußtraining wird für Kinder empfohlen?

Das Training läuft über die Physiotherapie. Es reicht oft schon eine Stunde, in der der Physiotherapeut spezielle Übungen mit den Kindern vorzeigt und für zu Hause mitgibt. Alles, was mit Zehen gemacht werden kann, z. B. Dinge vom Boden aufzuheben, stärkt das Fußgewölbe.

Ist der Zehenspitzengang bei Kindern üblich?

Hier gilt es immer, im Verlauf genau zu beobachten und nicht gleich alles als »normal« abzuhaken. Wenn der Zehenspitzengang intermittierend passiert, ist dies in Ordnung. Es sollte allerdings auch ein »normaler« Gang erfolgen. Wichtig ist die Beurteilung der Achillessehne, wenn diese verkürzt ist, dann erfolgt eine Überweisung zur Physiotherapie. Wenn keine Besserung über die Zeit auftritt, gilt es, Ursachenforschung zu betreiben.

Das richtige Stehen

Eins gleich vorweg: Auch richtiges Stehen und Gehen kann man lernen beziehungsweise so verbessern, dass Fuß-, Knie-, aber auch Rückenschmerzen vorgebeugt werden kann. Unser Körper ist von Faszienketten durchzogen, hier kann man wirklich sagen: »Alles ist mit allem verbunden.« Vielleicht hilft dir diese Vorstellung auch bei der Durchführung aller Übungen. Zusätzlich zu unserem Fasziensystem können wir viele Bewegungsabläufe auch durch eine freie und bewusste Atmung noch fließender gestalten. Lass dich bitte bei den Übungen nicht stressen, es dauert oft seine Zeit, bis sich alte Muster und Gewohnheiten verändern lassen. Habe Geduld, ich verspreche dir, das wird.

Das richtige Stehen, also das Spüren und die Belastung deiner Füße, ist notwendig, um dann in Bewegung, also im Gehen, die richtigen »Punkte« (z. B. das Großzehgrundgelenk) anzusteuern. Besonders wenn du im Alltag und beruflich eventuell viel stehen musst, ist es wichtig, etwas Dynamik ins Stehen zu bringen. Belaste immer wieder den linken und den rechten Fuß abwechselnd, kreise deine Fußgelenke und wippe mit den Beinen.

Daher starten wir gleich mit einer Wahrnehmungsübung – oft fällt dir dann schon auf, wo du eventuelle Fehlhaltungen entwickelt hast, die dir vielleicht gar nicht aufgefallen sind. Am besten, du lässt dich bei dieser Übung fotografieren, oder du nimmst dich mit einem Stativ selbst auf.

WIE STEHE ICH?

Stelle dich aufrecht hin und achte darauf, dass deine Knie nicht überstreckt sind.

Stelle dir vor, dass dein Hinterkopf von einem seidenen Faden hochgezogen wird.

Die Schultern fallen locker, weit und weich.

Fühle, wie sich deine Füße mit dem Boden verwurzeln. Lass vor deinem Auge wirklich das Bild eines Baumes entstehen, und spüre deine Wurzeln als Fundament.

Nimm deine Füße und alle deine zehn Zehen auf dem Boden wahr.

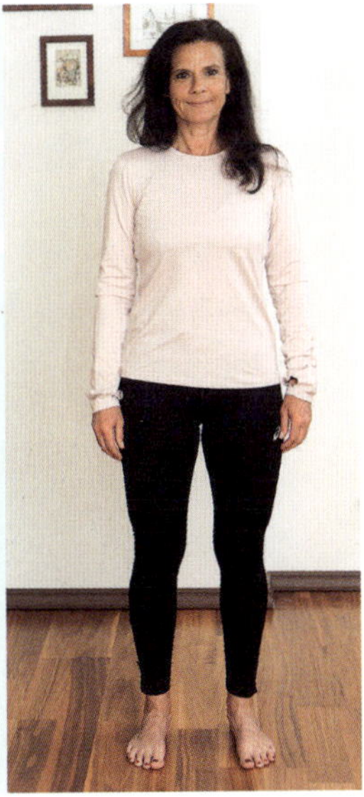

Und jetzt kontrolliere:

Deine Füße: Sind beide gleich ausgerichtet? Schauen sie in dieselbe Richtung? Wenn dies nämlich nicht der Fall ist, driftest du bei jeden Schritt nach links oder rechts ab. Damit kommt die Statik aus dem Gleichgewicht, denn deine Muskeln müssen etwas kompensieren, das eigentlich nicht ihre Aufgabe ist.

Deine Knie: Schauen deine Knie beide in dieselbe Richtung? Denn manchmal entstehen Fußschmerzen anatomisch gesehen wesentlich weiter oben.
Nachdem die Füße unser gesamtes Körpergewicht tragen, kann jedes Körperteil diese Belastungen verursachen. Alles ist in unserem Körper miteinander verbunden. Dieses Bewusstsein kannst du in dir verankern.

Dein Becken: Nimm im Stand wahr, wie dein Becken ausgerichtet ist. Es sollte stehend eine senkrechte Linie mit Knien und Fußgelenken bilden und NICHT über dem Vorfuß sein. Chronische Fußbeschwerden können nämlich daher resultieren, dass dein Becken zu weit vorn steht. Du verlagerst dann dein Gewicht von der stabilen Ferse auf den Vorfuß (der dafür nicht gemacht ist). Bei Schuhen mit Absätzen ist dies nicht möglich, du belastest deinen Vorfuß wesentlich stärker. Versuche daher, so oft wie möglich Schuhe ohne Absatz zu tragen.

Deinen Stand: Nun lenken wir die Aufmerksamkeit auf die Belastung der Füße (→ auch Seite 49 ff., Kapitel Schuhe). Auch in der Physio- oder Podotherapie wird darauf geschaut, wie und wo du deine Füße belastest.

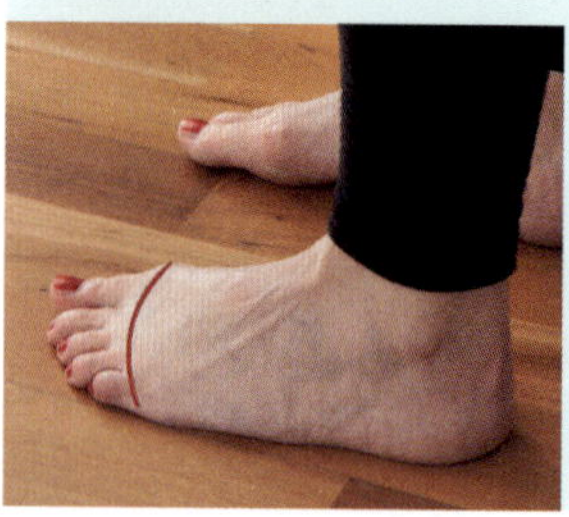

Belaste deine Ferse mittig. Du spürst, wie sie sich im Lot befindet und an Stabilität gewinnt (→ »Spiralige Verschraubung«, Seite 125). Nun richtest du deine Aufmerksamkeit auf das Quergewölbe deines Fußes: Du belastest dein Großzeh- und dein Kleinzehgrundgelenk. Stelle dir vor, dass sich ein C-Bogen über diese Gelenke spannt.

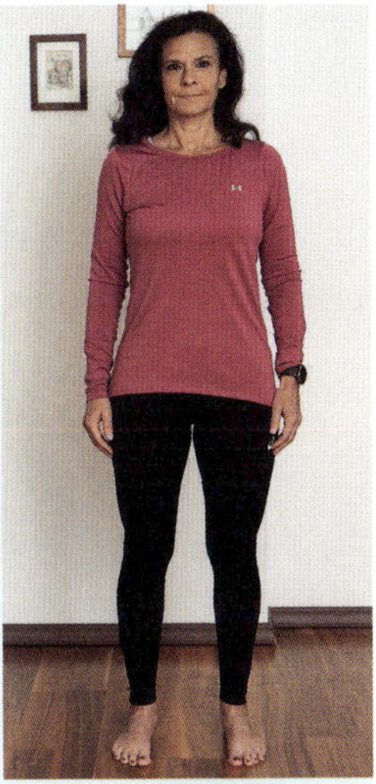

Sehr gern vergleiche ich den Fuß mit den Wurzeln des Baumes. Ohne Wurzeln ist kein stabiler Stand eines Baumes möglich. Auch wenn der Wind durch die Baumkrone weht, gut verwurzelt bleibt der Baum stehen. Du kennst vielleicht die Yoga-Asana »Der Baum«. Mit dieser Übung trainierst du nicht nur dein Gleichgewicht, deine Koordination und deine Beinmuskulatur. Du kannst hier auch ganz bewusst die Verwurzelung mit dem Boden spüren sowie deine Beinachsen stärken.
Achte bei der Ausführung darauf, wie du den Fuß deines Standbeins in den Boden verwurzelst. Du spürst deine Ferse, die mittig belastet wird, deinen Großzehballen sowie dein Kleinzehgrundgelenk und merkst, wie du so mehr Standfestigkeit gewinnst.

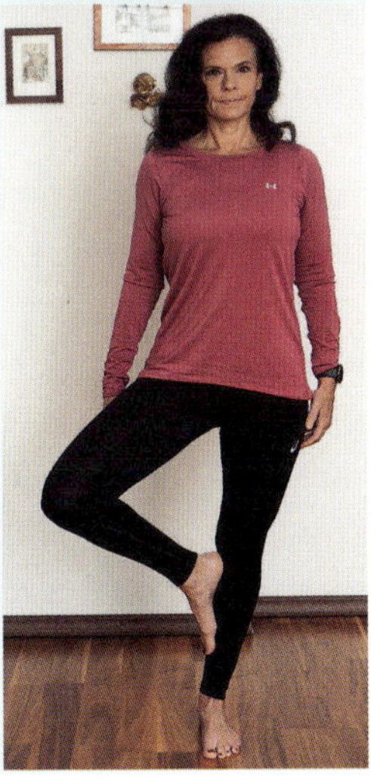

Das richtige Gehen

Gehen ist eine rhythmische Bewegung und die beste Medizin. Nicht nur für unsere Füße oder den Körper insgesamt, Gehen wirkt auch für unsere Psyche befreiend. Richtig genussvoll ist Gehen allerdings nur, wenn wir dies schmerzfrei genießen können. Wenn jeder Schritt wehtut, wird Gehen zur Qual.

Wir Menschen sind dafür gemacht, stundenlang zu gehen. Der Bewegungsmangel unserer Zeit führt leider dazu, dass wir das Gehen zum Teil verlernt haben. Unsere Füße stecken den ganzen Tag in Schuhen, und wir spazieren zumeist über ebene Böden. Wenn du dich allerdings (wieder) anatomisch richtig bewegst, dann tust du dir viel Gutes und vermeidest Fehlhaltungen und Beschwerden des Bewegungsapparates.

Gehen ist für uns tatsächlich die energiesparendste Fortbewegungsart. Um federnd und schmerzfrei über längere Strecken gehen, wandern oder laufen zu können, benötigen wir nicht nur eine gute Balance, sondern auch die elastische Speicherfähigkeit der Faszien. Faszien nennt man die bindegewebsartigen Strukturen, die unsere Muskeln, aber auch Organe umhüllen. Sind diese nicht elastisch genug, führt dies oft zu Verkürzungen, zum Beispiel im Bereich der Achillessehnen, was in weiterer Folge sogar zum Reißen dieser Sehne führen kann. Wie du dir einen elastischen Gang angewöhnen, aber auch deine Fuß- und Wadenmuskulatur ausreichend dehnen kannst, wird in diesem Ratgeber beschrieben.

Beim Gehen kommt es zu einem Zusammenspiel aus Bewegungen des Knies und Hüftgelenks. Die Hüfte ist für die Rotationsbewegung von großer Bedeutung, wenn diese nicht passt, können Kniebeschwerden die Folge sein. Aber auch verschiedene Muskeln sind für die Außenrotation verantwortlich, so zum Beispiel der große Gesäßmuskel (welcher sich zum Beispiel sehr gut mit Kniebeugen und Ausfallschritten trainieren lässt).

Im Kapitel rund um die Beinachse (→ Seite 94 ff., 104 ff.) schauen wir uns diese Außenrotation noch einmal genauer an. Das Bein ist dabei eine richtige Koordinationseinheit. Die Hüfte ist für die Kraftübertragung, die Beweglichkeit, die Schrittlänge und für den Bewegungsfluss zuständig. Knie und Beine fungieren als Stoßdämpfer, sind verantwortlich für die Sprungkraft sowie für die Stabilität in der Achse. Unser Fuß übernimmt die Aufgabe der Verwurzelung, der Abstoßkraft und der Elastizität. Der Vorfuß fungiert dabei als Stoßdämpfer. Die Füße sind also das stabile Fundament des Menschen. Beim Gehen stoßen die Füße den Körper nach vorn und nach oben.

Das passende Schuhwerk (→ Seite 49 ff.) sowie das Barfußgehen auf unterschiedlichen Untergründen (→ Seite 79 ff.) sind Schlüsselpunkte für einen gesunden elastisch-federnden Gang. Stelle dir immer wieder vor, dass du Federn unter deinem Vorfuß hast, die dir bei jedem Schritt dabei helfen, dich kraftvoll abzustoßen.

DER GANG IN ZEITLUPE

Stelle dir vor, dass du dich in Slow Motion bewegst. Du kannst dich mithilfe dieser Vorstellung noch besser auf die vier Phasen des Gehens konzentrieren. Ziehe dafür deine Schuhe und Socken aus, du kannst barfuß über einen ebenen Boden gehen, sehr gern natürlich auch auf einer Wiese.

Die Anleitung klingt vielleicht etwas kompliziert, am besten ist es, den Ablauf des Gehens einmal gedanklich mit geschlossenen Augen durchzuspielen. Du wirst sehen, so kannst du die einzelnen Schritte innerlich visualisieren. Konzentriere dich nun auf die vier Phasen des Gehens:

1. Bodenkontakt
Setze deine Ferse weich und gerade auf. Stelle dir vor, dass deine Ferse der Steuermann deines Fußes ist. Die Ferse sollte dabei nicht knicken, sondern möglichst gerade bleiben. Die Muskulatur des Vorfußes ist zum Abfedern bereit. Denke immer daran, dass der Vorfuß die Stoßfeder deines Fußes ist.

2. Belasten
Halte die Ferse und die Knie gerade nach vorn ausgerichtet und deinen Rücken gerade. Spüre die Aktivität deines Fußes sowie das Fußgewölbe, das sich aufbaut.

3. Abrollen
Vorfuß, Ferse und Knie sind stets in einer Linie.

4. Abstoßen
Nun kommt der Impuls des Vorfußes, die Großzehe wird dabei nicht abgehoben (Achtung: Das passiert sehr oft ganz unbewusst), sondern wird gezielt angesteuert. Lass nach dem Abstoßen die Zehen entspannt und kralle sie nicht in den Boden.

MÜNZSAMMLER

Du kannst den Vorfußimpuls beim Gehen in der Abstoßphase mit dieser Übung noch weiter trainieren. Da der Vorfuß wie ein Stoßdämpfer wirkt, ist es wichtig, nicht nur die Muskulatur des Vorfußes, sondern auch die bewusste Abstoßphase zu trainieren. Diese Übung ist auch sehr hilfreich bei Spreizfüßen und Hallux valgus, da das Quergewölbe aktiviert und das Großzehgrundgelenk angesteuert wird. Eine »schwebende« Großzehe ist vielfach der Grund dafür, dass sich in weiterer Folge ein Hallux valgus entwickelt. Von einer »schwebenden Großzehe« sprechen wir dann, wenn du das Großzehgrundgelenk beim Gehen nicht ansteuerst, sondern die Zehe leicht angehoben wird.

Am besten kannst du dies mit einer einfachen Übung machen, für die du nur eine Münze benötigst. Und schon geht es los:

Stehe hüftbreit, einen Fuß vor den anderen. Lege die Münze vor dir auf den Boden und sammle beim Gehen mithilfe deiner Vorfußmuskulatur (tiefe Ballenmuskulatur) diese Münze auf.

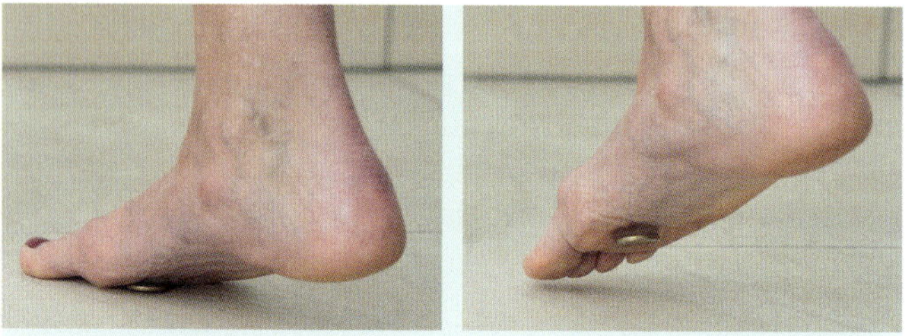

Sauge die Münze ganz bewusst mit der Kraft der Muskulatur beim Abrollen an. Achte darauf, dass die Zehen dabei locker bleiben. Du solltest alle Zehennägel sehen können. Spüre deine Großzehen- und Kleinzehenseite. Nun kannst du die Münze »aufsaugen« und zum nächsten Schritt mitnehmen.

INFO

GEHMEDITATION

Eine Gehmeditation kann einfach immer und überall gemacht werden – auf dem Weg zur Arbeit, im Wald oder auch in Richtung Supermarkt. Beim Gehen kannst du dich nicht nur mit dem Boden, sondern auch mit deiner Atmung verbinden. Und somit tust du nicht nur deinem Körper, sondern auch deinem Geist Gutes. Unser Alltag ist oft zu stressig, sodass wir mit dem Gedanken nicht mehr im Moment, sondern meist irgendwo anders sind. Lass deine Arme locker bei jedem Schritt mitschwingen. Jeder Schritt wird bewusst gesetzt. Die Ferse wird gerade

INFO

aufgesetzt, das Bein »schwingt« nach vorn. Danach erfolgt das Absetzen des Fußes auf dem Fußballen. Spüre den Aufbau des Quergewölbes.
Verbinde deine Schritte mit der Atmung: Einatmen – Ferse abheben. Ausatmen – Fußballen aufsetzen. Richte dein Becken auf, welches bei jedem Schritt leicht mitrotiert.
In Gedanken kannst du bewusst diese Schritte mitdenken und mitatmen. Du wirst sehen, dass du so weitaus mehr im Augenblick bleibst. Verbinde beim Laufen ganz bewusst jeden Laufschritt mit der Atmung. Achtung: Der Fußaufsatz ist beim Laufen anders. Ein aktiver Laufstil wird durch die Landung auf den Vor- beziehungsweise Mittelfuß bestimmt, denn so kannst du dir die »Stoßdämpfer«-Funktion des Fußes, ähnlich einer Sprungfeder, zunutze machen. Versuche, dabei wahrzunehmen, auf welchem Untergrund du gerade läufst, und jeden Schritt mit Einatmen und Ausatmen zu verbinden. Im Kapitel »Barfußlaufen – wieder Spüren lernen« (→ S. 79 ff.) nehme ich noch genauer darauf Bezug, worauf man beim Vorfußlaufen achten sollte.

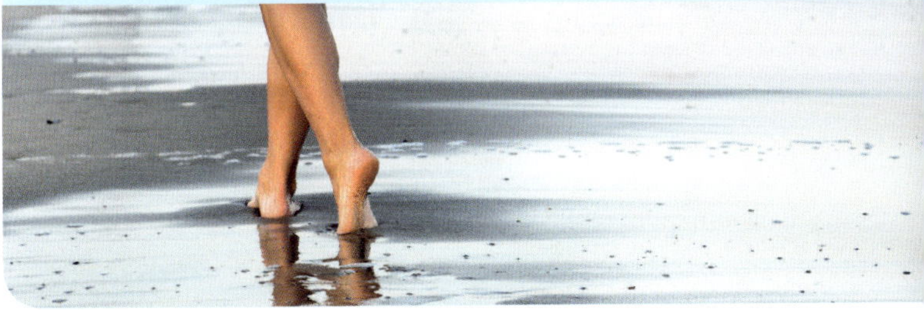

Wellness für die Füße

Nicht nur dein Gesicht, deine Arme und Beine lieben es, durch Massagen und Cremes verwöhnt zu werden. Auch deine Füße schätzen diese Aufmerksamkeiten und Streicheleinheiten. Den ganzen Tag stecken sie in Strumpfhosen oder Socken und sind in Schuhen eingezwängt. Umso schöner ist es, wenn du deine Füße ganz selbstverständlich in dein tägliches Verwöhnprogramm miteinbeziehst. Natürlich bleibt nicht jeden Tag Zeit für ein ausgiebiges Fußbad, aber ein paar Minuten Aufmerksamkeit pro Tag darfst du deinen Füßen schon gönnen. Am einfachsten geht dies gleich nach der Dusche. Eine kleine Selbstmassage beruhigt ungemein. Gönne dir so oft wie möglich diese Miniauszeiten mit maximaler Wirkung.

DAS FUSSGEBET

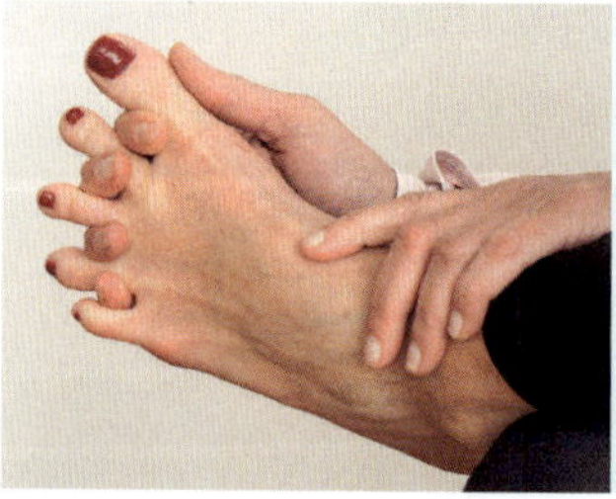

Setze dich dazu gemütlich hin und lege den Fuß auf das Knie/den Oberschenkel des anderen Beines. Starte damit, Zehen und Finger ineinander zu verschränken, so, als würdest du beten.

Wenn du dir vor der Übung deine Füße mit einer Creme einmassiert hast, dann fällt sie dir leichter. Sei zu Beginn ganz vorsichtig, denn deine Zehen müssen sich erst an die Spreizung gewöhnen. Du schaffst hier Platz zwischen den Mittelfußknöchelchen, und das fühlt sich sehr wohltuend an, da die Zehen untertags sehr oft zu eng aneinandergepresst werden.

INFO

CREME-VERWÖHNPROGRAMM

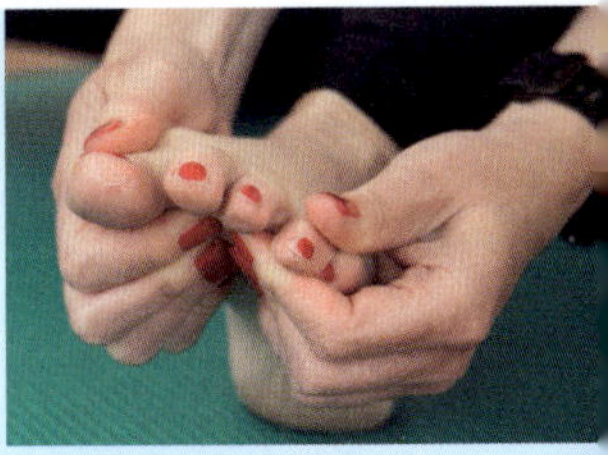

Besonders angenehm und eine wahre Wellness für die Füße ist das Eincremen mit einer wohlriechenden Fußcreme.
Dabei kannst du gleich das Quergewölbe deines Fußes ganz bequem mobilisieren. Du setzt dich gemütlich hin und startest damit, deinen Fuß aufzuspreizen, als würdest du einen Fächer öffnen. Nun rollst du deinen Klein- und Großzehstrahl, wie am Bild ersichtlich, von außen ein. Stelle dir vor, dass sich diese annähern möchten. Lass deinen Fuß dabei breit und die Zehen locker. Dein Fußrücken spannt sich dabei auf. Massiere dabei gern auch alle jene Stellen am Fuß, bei welchen du das Gefühl hast, dass sie etwas mehr Aufmerksamkeit und eine liebevolle Massage benötigen. Gleichzeitig trainierst du hier dein Quergewölbe, welches vor allem für die Vermeidung eines Spreizfußes (und in weiterer Folge eventuell eines Hallux valgus → S. 126 ff.) wichtig ist.

Schöne Füße sind gesunde Füße

Natürlich ist es Geschmacksache, ob du deine Fußnägel gern lackierst oder nicht. In jedem Fall sollten die Zehennägel regelmäßig und gerade geschnitten werden, da es sonst zum schmerzhaften Einwachsen des Nagels in die Haut kommen kann. Zusätzlich können Druckstellen oder Entzündungen entstehen. Am besten nimmst du regelmäßig ein Fußbad, bevor du deine Nägel schneidest sowie die Hornhaut bearbeitest.
Sich hin und wieder eine professionelle Pediküre zu gönnen lohnt sich, da hier die Nägel wirklich fachgerecht gekürzt und behandelt werden.

Selbst gemacht – schnelle DIY-Rezepte

Die Kräuterfee Anja Fischer (Kontakt, → Seite 157) hat mir wunderbare Tipps verraten, wie du dir dein eigenes Fuß-Peeling und eine Schüttel-Lotion für müde Beine und Füße »zaubern« kannst.

VERSCHIEDENE FUSS-PEELINGS

Das Grundrezept

30 mg Salz, zwei Handvoll Kräuter nach Wahl (Salbei, Ringelblume, Rosmarin, Lavendel ...), ca. 1 EL Bio-Öl, ca. 10–20 Tropfen ätherisches Öl nach Wunsch

Zubereitung:
Fülle das Salz in eine Schüssel, zerkleinere die Kräuter

und gib sie dazu. Vermenge die Mischung mit dem Öl. Achte darauf, dass eine angenehme Paste entsteht. Ehrlich gesagt arbeite ich immer ohne Waage und ohne Messbecher, und meine Angaben sind geschätzt. Fang daher lieber mit weniger Öl an. Rühre alles gut durch und gib zuletzt noch dein ätherisches Wunsch-Öl hinzu. Fülle die Masse zum Schluss in sterile, ausgekochte Marmeladengläser und beschrifte sie.
Dieses Peeling ist etwa sechs Monate haltbar.

INFO

EIN ÖLAUSZUG MIT DEN PASSENDEN KRÄUTERN

Mandelöl ist ein gutes Basisöl, das ich sehr gern bei Kindersalben verwende. Es ist besonders mild und gut verträglich, daher eignet es sich für trockene und empfindliche Haut. Es beinhaltet außerdem zellschützendes Vitamin E. Es zieht schnell ein und verstopft die Poren nicht. Aber man kann auch Olivenöl, Sonnenblumenöl oder Jojobaöl verwenden.

Alternativ kann man einen Ölauszug aus zum Beispiel Ringelblume (neutral), Lavendel (entspannend und beruhigend für abends) oder Rosmarin (vitalisierend, energetisierend für morgens) herstellen. Für einen warmen Lavendelölauszug füllt man ein hitzebeständiges Glas

INFO

mit einer halben Handvoll getrockneten Lavendelblüten und gibt 70 ml Mandelöl hinzu. Das Ganze stellt man in ein Wasserbad und lässt es ungefähr 4–6 Stunden auf kleiner Flamme ausziehen. Danach wird die Masse durch ein mit Teefilter bedecktes Sieb abgeseiht.

Kräuter haben verschiedene Wirkung auf den Organismus, sie sind also wahre Alleskönner.

- Lavendel: Der Duft ist balsamisch, zart und wohltuend, er wirkt ausgleichend, beruhigend und wird gern bei Angst, Stress, innerer Unruhe verwendet; hilft bei Schlafproblemen.
- Salbei: Die Pflanze wirkt desinfizierend, reinigend und zugleich stärkend. Außerdem gilt Salbei als schweißhemmend.
- Rosmarin: Er hat anregende und stimulierende Eigenschaften, fördert die Durchblutung und wirkt schmerzlindernd. Empfehlenswert nach dem Sport, da er zur Entkrampfung beiträgt.

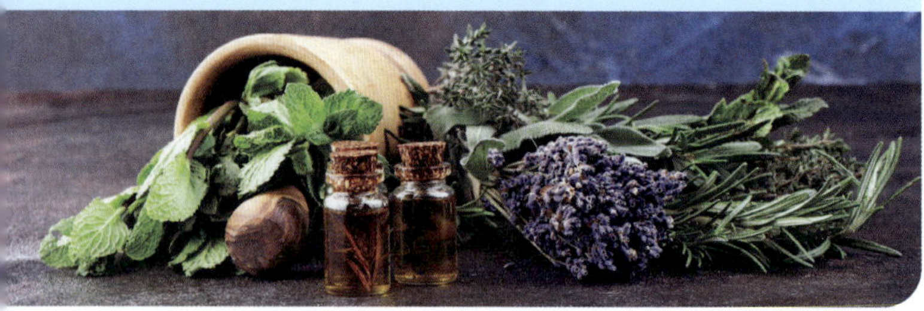

Peeling zur Entspannung und bei trockener Haut

Dieses Peeling lebt von Lavendel und Calendula. Hier stellst du aus Ringelblumenöl und Lavendelöl einen Ölauszug (→ Kasten Seite 45 f.) her und gibst getrocknete Blüten von Lavendel und Ringelblume hinzu.

Peeling für mehr Energie

Wenn du einfach ein bisschen mehr Power gebrauchen kannst, muss der Rosmarin herhalten. Für den Ölauszug (→ Kasten Seite 45 f.) verwendest du am besten Melisseöl und stellst mit getrocknetem Rosmarin einen Auszug her. Ein paar Tropfen Zirbelkiefer-, Bergamotte- oder Zitronenöl unterstützen die stimulierende Wirkung.

SCHÜTTEL-LOTION BEI MÜDEN FÜẞEN

Nach einem langen Tag können ein wohltuendes Fußbad und eine anschließende Verwöhnmassage für wahre Wunder sorgen!
Gib in ein Glas 2 EL angequetschte Wacholderbeeren und 2 EL getrockneten und grob gehackten Rosmarin und gieße beides mit etwa 100 ml 40-prozentigem Alkohol auf. Lass die Masse drei Wochen stehen und seihe sie danach ab.
Vermische 100 ml dieser Tinktur mit 100 ml Johanniskrautöl und fülle alles in eine dunkle Flasche.
Vor Gebrauch schütteln!
Die Schüttel-Lotion ist ein Jahr haltbar.

INFO

FEUCHTIGKEITSPFLEGE FÜR GEPFLEGTE FÜSSE

Katharina Kohlbach, Grüne-Kosmetik-Pädagogin (»Katharina rührt«, Kontakt → Seite 157), hat mir eine superschnelle Feuchtigkeitspflege verraten:
Fülle eine 30-ml-Sprayflasche zur Hälfte mit hochwertigem Rotwein. Gib Hanföl dazu und lass oben noch so viel Luft, dass sich die Lotion beim Schütteln in der Flasche auch bewegen kann. Einfach zuschrauben, schütteln und cremen.
Benütze Hanföl, weil es ein sehr pflegendes Öl ist, das sehr schnell in die Haut einzieht und diese weich und zart macht – es ist übrigens auch im Salat ein wahrer Schatz für die Gesundheit. Eine Alternative zu Hanföl ist Olivenöl, das hautpflegend und regenerierend wirkt. Bedeutsam ist, sehr sauber zu arbeiten, um den Wein nicht mit Hefepilzen aus dem Mikrobiom der Haut zu kontaminieren. Wasche also zuerst deine Hände und reinige alle Gerätschaften inklusive Arbeitsoberfläche mit Alkohol.
Diese Schüttellotion hält etwa sechs Wochen.

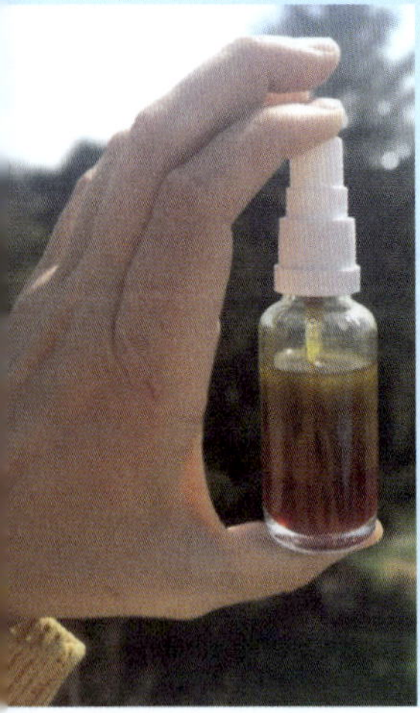

Schuhe – aber die richtigen

Bevor wir uns nun ein bisschen genauer mit der Wahl deiner Schuhe beschäftigen, lade ich dich dazu ein, deine Füße genauer zu betrachten.

Welche Fußform hast du?

Sieh dir deine Zehen an. Anhand des Längenunterschieds von der Großenzehe und der zweiten Zehe wird zwischen drei verschiedenen Fußformen unterschieden.
Griechischer Fuß: Die zweite Zehe ist länger als die Großzehe.
Römischer Fuß: Die zweite Zehe und die Großzehe sind gleich lang.
Ägyptischer Fuß: Die zweite Zehe ist kürzer als die Großzehe.

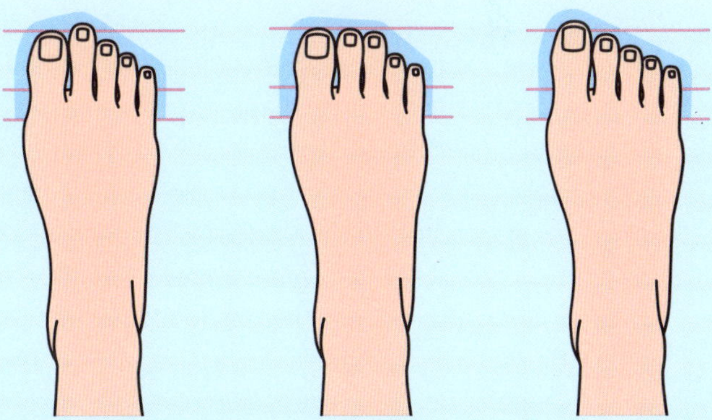

Griechischer Fuß — Römischer Fuß — Ägyptischer Fuß

Es gibt nicht »die eine« richtige Fußform, sondern unsere Füße sind so individuell wie unsere Hände, Nasen oder Ohren. Wichtig ist es nur, bei der Schuhwahl eben auch die Form der Füße zu berücksichtigen. Unsere Füße stecken leider sehr oft über viele Stunden in zu engen Schuhen, die Zehen »kuscheln« sich dann durch das begrenzte Platzangebot sehr eng aneinander. Die Muskeln, die dafür zuständig sind, dass wir die Zehen spannen können, verkümmern so im Laufe der Jahre, es kommt zu einer Fehlsteuerung und damit zu einem Abknicken in den Zwischengelenken der Zehen. Das Resultat ist eine Hammerzehe. Fehlstellungen der Zehen haben oft ihren Ursprung in der falschen Schuhwahl.
Bei zu kleinen Schuhen können sich die Kleinzehen (das sind alle Zehen außer dem großen Zeh) verformen. Eine Fehlstellung kann isoliert eine Zehe oder auch mehrere betreffen und tritt oft in Kombination mit anderen Vorfußfehlstellungen wie einem Hallux valgus oder Spreizfuß auf.
Wenn deine zweite Zehe zum Beispiel länger ist als deine große (der griechische Fuß), dann gilt es dies auch bei Schuhkauf zu berücksichtigen.
Ferner haben wir Menschen selten zwei wirklich gleich lange und gleich breite Füße, daher ist es wichtig, dass du beim Schuhkauf immer jeden einzelnen Schuh anprobierst und ein paar Schritte in den Schuhen gehst. Versuche, deinen Schuhkauf auf den späteren Nachmittag oder früheren Abend zu legen, da die Füße im Laufe des

Tages anschwellen und etwas größer, aber auch breiter werden. Gerade in den Sommermonaten, wenn es untertags sehr warm ist, kann dies zu einem Unterschied von einer halben Schuhnummer führen.
Zudem solltest du bei deiner Schuhwahl darauf achten, dass der Schuh über einen guten Halt an der Ferse verfügt. Die Ferse sollte nicht nach innen oder außen wegkippen. Wenn der Fuß nach innen kippt, dann spricht man von einer Pronation.
Bei einer Supination kippt der Fuß nach außen weg.

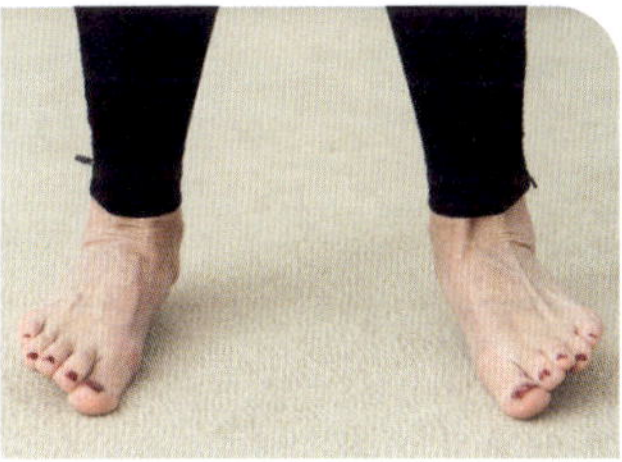

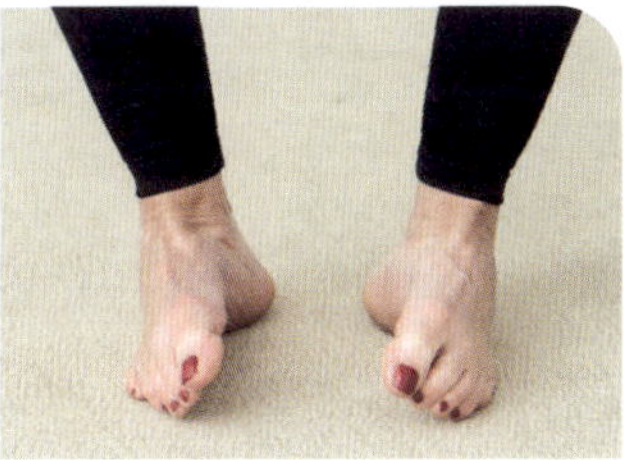

Probiere aus, wie es sich anfühlt, wenn du einmal mehr nach innen knickst (also den Fußinnenrand belastest) und dann im Anschluss den Außenrand des Fußes belastest (Supination). Nun findest du die »goldene Mitte« und richtest deine Ferse gerade auf.
Wenn dein Fersenbein schief steht, wirkt sich dies auch auf den vorderen Teil deines Fußes aus. Schuhe mit flexibler Sohle geben dem Mittelfuß mehr Möglichkeit, sich natürlich zu verschrauben. Je dünner die Schuhsohle ist, desto besser können deine Füße den Boden wahrnehmen.

Auszeit für die Füße

Selbstverständlich können wir nicht immer nur richtig gesunde Schuhe tragen. Berufliche Termine, vielleicht aber auch die Mode verleiten uns immer wieder dazu, das nicht ganz passende Schuhwerk zu tragen. Wenn dies nur die Ausnahme und nicht die Regel ist, werden deine Füße hier keinen Schaden nehmen. Gönne deinen Füßen und vor allem den Zehen dennoch immer wieder eine kurze Auszeit.
Aktiviere gezielt die Muskulatur deiner Zehen. Das kannst du immer wieder mal machen: am Schreibtisch, abends beim Fernsehen oder gleich jetzt beim Lesen dieses Ratgebers.

ZEHENSPREIZUNG

Versuche, alle zehn Zehen wirklich auseinanderzuspreizen. Du kannst deine Zehen im Stand, im Sitzen oder Liegen spreizen. Stelle dir vor, dass sich jede einzelne Zehe von der anderen entfernen möchte. Du spürst dabei, wie deine Fußmuskeln arbeiten müssen. Habe Geduld, wenn du zu Beginn die Zehen nicht sehr weit spreizen kannst.

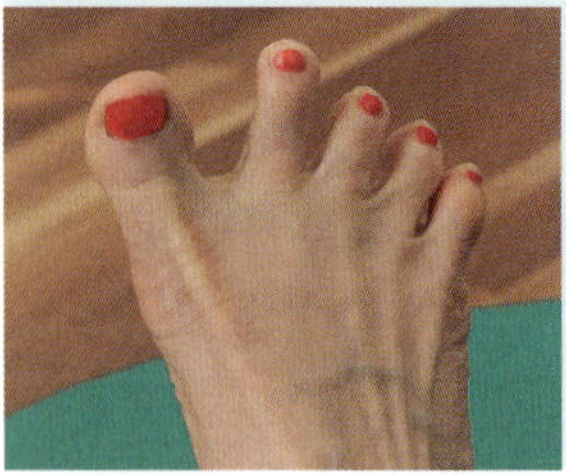

Die Muskulatur muss erst wieder lernen, dass sie gebraucht wird. Die Lebensjahre führen dazu, dass das Gewebe brüchiger und weniger dehnbar ist. Und genau dem wollen wir mit dieser Übung entgegenwirken.

Abrupten Schuhwechsel vermeiden

Unsere Füße sind an sich brave Gewohnheitstiere, die sich im Laufe der Zeit an jenes Schuhwerk gewöhnen, in welchem sie tagtäglich stehen. Wenn deine Füße also tagein, tagaus in Schuhen mit Absatz stecken, sind sie plötzliches stundenlanges Gehen im Städteurlaub in flachen Segeltuchschuhen nicht gewöhnt. Es verändert sich dadurch nicht nur die Statik im Körper, sondern in der Fußmuskulatur wird ein ungewohnter Reiz gesetzt, auf den dann mit Schmerzen reagiert wird. Durch diesen neuen Reiz baut sich eine Spannung im Fuß auf, da sich das »System« im wahrsten Sinn des Wortes überlastet. Gönne deinen Füßen also auch im Urlaub kleine

INFO

FLIP-FLOPS: JA ODER NEIN?

Flip-Flops gehören zum Sommer, zum Strand und zum Meer. Und es spricht auch nichts dagegen, kurze Strecken damit zu gehen. Deine Zehen müssen in diesen Schuhen allerdings bei jedem Schritt »Greifbewegungen« machen, manche Zehenknochen werden nach oben geklappt, andere nach unten. An der Vorderseite des Beines, dem Schienbein, kann es dadurch zu Verspannungen kommen. Eine gute Alternative zu Flip-Flops wären Römersandalen, die durch Riemchen mit dem Fuß verbunden sind – so bleibt die Sohle ohne Greifbewegung am Fuß.

Massagen und Fußgymnastik, um diese ungewohnten Spannungen abbauen zu können. Ein abrupter Wechsel von Schuhen mit Absatz zu flachen Schuhen oder Barfußschuhen kann tatsächlich sogar zu Verletzungen oder Schmerzen führen.
Barfußschuhe zeichnen sich durch einen Nullabsatz aus, an diesen müssen wir uns langsam gewöhnen, wenn wir ansonsten herkömmliche Schuhe tragen. Barfußschuhe haben eine breite Zehenbox (bieten also ausreichend Platz für deine Zehen), haben eine dünne Sohle und sind leicht und flexibel (sie lassen sich verbiegen). Versuche daher unbedingt, deine Füße langsam umzugewöhnen, auch wenn das vielleicht etwas befremdlich klingen mag.

Auf die richtige Schuhgröße kommt es an

Studiendaten haben gezeigt: Mehr als die Hälfte der Kinder steckt in zu kurzen Schuhen, die zu einer Schädigung der Füße führen können. Passende Schuhe (und das gilt nicht nur für Kinder) sollten im Schuhinnenraum mindestens 12 mm (maximal 17 mm) länger als die Füße sein, um Platz für das Abrollen zu lassen. Bei zu wenig Platz wird der längste Zeh gestaucht (siehe auch verschiedene Fußformen). Daher benötigst du bei vorn offenen Sandalen auch etwas weniger Platz.
Bei der Breite des Schuhes gilt: Sie sollte mindestens deiner Fußbreite entsprechen.

Um deine oder die Füße deiner Kinder richtig abzumessen, kannst du dir entweder aus dem Internet einfache Anleitungen herunterladen (Anmerkung: Meist kommen diese von Firmen, die Barfußschuhe herstellen) oder dir selbst eine simple Schablone anfertigen. Zeichne dafür auf einen Karton deinen Fußumriss und füge mindestens 12 mm, maximal 17 mm hinzu. Schneide diese Schablone aus und stecke sie in den Schuh. Passt die Schablone in deinen Schuh, so passt dir auch der Schuh selbst.

Laufschuhe immer beim Profi kaufen

Der Schuh sollte dem Fuß auch beim Laufen die Möglichkeit der natürlichen Verschraubung bieten. Daher rate ich gern von Laufschuhen mit zu großen Stabilitätselementen (Pronationsstützen) ab. Wenn du dich mit solchen Schuhen nicht ganz wohlfühlst, solltest du zumindest abwechselnd mit sogenannten »Neutralschuhen« und gestützten Schuhen laufen.
Auch die sogenannte Sprengung der Schuhe spielt bei der Schuhwahl eine Rolle. Als Sprengung bezeichnet man die Differenz zwischen dem Fersenbereich und dem Vorfuß. Je geringer also die Sprengung deines Schuhes ist, desto näher kommst du dem Bereich des Barfußlaufens. Ein Schuh sollte dich allerdings nie in einen Laufstil »zwingen«, sondern deinen persönlichen Laufstil unterstützen. Die Umstellung deines ganz persönlichen Laufstils – etwa vom Fersenläufer zum Mittelfußläufer – kann

Monate dauern und sollte nur langsam und schrittweise erfolgen. Wende dich hier unbedingt an erfahrene Lauftrainer, die dir Tipps geben, wie diese Umstellung am besten funktioniert.
Die Wahl des Schuhs hängt aber auch von einigen weiteren Faktoren ab. Natürlich vom Körpergewicht, aber auch davon, wofür die Schuhe genutzt werden. Also ob sie für Dauerläufe auf Asphalt gedacht sind, für Trail-Runs auf Waldböden oder für kurze Intervalleinheiten am Sportplatz. Daher solltest du Laufschuhe und auch Schuhe für das Nordic Walking immer im Fachhandel kaufen, dich wirklich beraten lassen und dir ausgiebig Zeit zum Probieren nehmen.
Auch hier gilt: Am besten kaufst du auch deine Sportschuhe am Nachmittag oder frühen Abend, wenn der Fuß schon breiter geworden ist. Nimm dir auf jeden Fall Laufsocken zum Probieren mit oder lass dich im Laufgeschäft bezüglich der richtigen Laufsockenwahl beraten. Socken, die zu groß oder zu dünn sind oder auch einfach nur schlecht sitzen, haben schon so manchem Läufer Blasen und damit wenig Freude am Laufen eingebracht.
Wichtig zu wissen: Die Laufschuhe sind zumeist ein bis zwei Nummern größer als deine Alltagsschuhe, da sich der Fuß unter Belastung ausweitet. Falls du podologische Einlagen hast, solltest du diese zum Laufschuhkauf mitnehmen. Drehe schon im Laufgeschäft einige Runden, um zu sehen, ob du im Schuh ausreichend Platz bei Bewegung hast.

INFO

SCHÖN, ABER NICHT WIRKLICH GESUND: HIGH HEELS

Als Absatz gilt per Definition jegliche Erhöhung der hinteren Hälfte eines Schuhes, da durch diese die Ferse vom Boden ferngehalten wird. Die Statik des Körpers wird dadurch leicht und fast unmerklich verändert. Wir passen uns also diesen unnatürlichen Verhältnissen mit Ausgleichshaltungen an, um nicht umzufallen.
Ich möchte niemandem die Freude an Schuhen mit Absatz nehmen, aber je höher der Absatz ist, umso mehr muss unser Körper auf die veränderten Druckverhältnisse reagieren. Durch die hohen Absätze schwebt die Ferse immer weit über dem Boden, was eine große Belastung für den Vorfuß darstellt. Dieser wird auseinandergespreizt, die Mittelfußknochen bohren sich schräg oben in den Boden und nehmen somit eine steile Position ein. Als Folge dieser Position kommt es zu einer Überstreckung der Grundgelenke und in weiterer Folge zu einem Übergewicht der Zehenbeuger. Die Zehe beginnt, sich zu krümmen. Durch die Abwärtsstellung des Mittelfußes stoßen die Zehen beim Gehen und Stehen vorn am Schuh an. Dies kann nicht nur zu Schmerzen, sondern auch zu Deformationen der Zehen führen.
Schuhe mit hohem Absatz stellen auch das höchste Risiko für die Entwicklung eines Spreizfußes (→ Seite 110 ff.)

INFO

dar, da die Mittelfußknochen im Bereich der Grundgelenke auseinanderdriften und der Vorfuß breiter wird. Aber natürlich können (und wollen) vor allem Frauen nicht ganz auf High Heels oder wenigstens Schuhe mit kleinen Absätzen verzichten. Aber man kann die Füße wenigstens für die Tortur belohnen. Was kannst du deinen Füßen Gutes tun, wenn du einige Stunden in High Heels verbracht hast? Ziehe deine Schuhe aus, und wenn du die Möglichkeit hast, gehe barfuß über eine Wiese. Schnappe dir einen Igel- oder Faszienball und massiere dir deine Fußsohlen damit. Nach einem ganzen Tag auf den Beinen und in Schuhen mit höheren Absätzen ist es sinnvoll, nicht nur deine Füße, sondern auch die Muskulatur deiner Beinrückseite zu dehnen, um hier Verkürzungen der Wadenmuskulatur zu vermeiden.

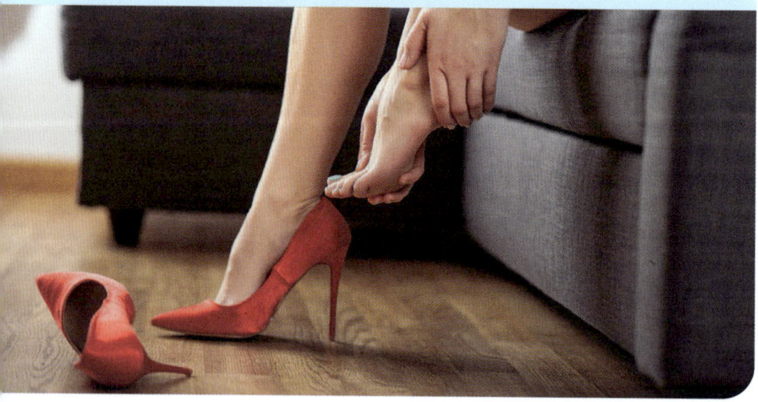

DEHNUNG DER BEINRÜCKSEITEN

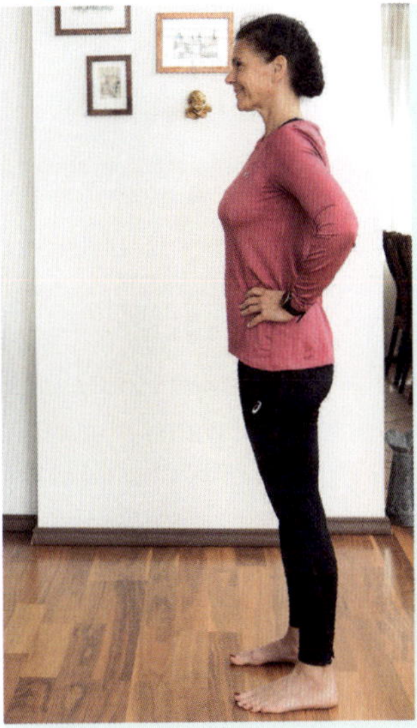

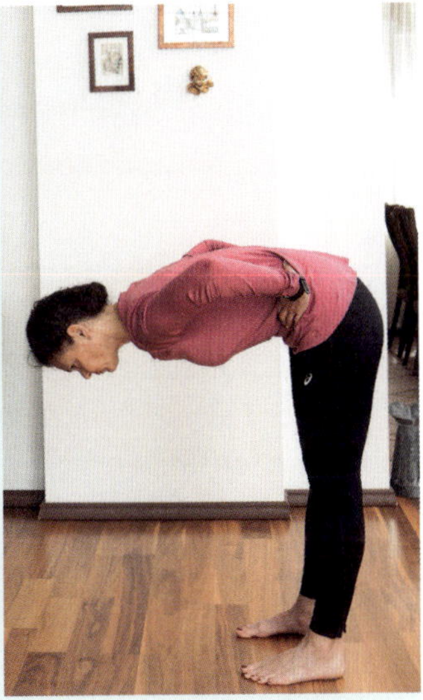

Stelle dich hüftbreit hin und richte deine Füße so aus, dass du die Ferse mittig spürst. Groß- und Kleinzehballen sind dabei gleichmäßig belastet.

Kippe nun das Becken (lege deine Hände dabei zur Kontrolle an die Hüften), achte auf einen geraden Rücken, während du ein Stückchen mit dem Oberkörper in Richtung Boden kommst. Halte eine Position, in der du eine Dehnung an der Rückseite der Beine spüren kannst.

Atme für einige Atemzüge in diese Position, und komme langsam wieder zurück.

Interview mit dem Podotherapeuten Peter Puchecker

»Ziel ist es, dass der Fuß wieder lernt, sich selbst verschrauben zu können.«

Was macht die Podotherapie?

In der Podotherapie möchte man die Fußmuskulatur so stimulieren, dass die Fuß- und Körperstatik aktiv korrigiert wird. Durch einen taktilen Reiz über exakt platzierte Elemente in einer Einlegesohle wird eine Spannungs- und Verhaltensänderung initiiert.

Was bewirken podologische Einlagen?

Bei jedem Schritt erfolgt die Aktivierung der Muskulatur als Antwort auf die Reize, die durch die Einlegesohle ausgelöst werden. Die z. B. richtige Verschraubung des Fußes (die oft abhandengekommen ist) sollte damit (wieder) aufgebaut und neue physiologische Bewegungsmuster sollten erlernt werden. Die Sohle ist somit ein Trainingsgerät, so ist es möglich, Füßen mit zu wenig Tonus (Senk-Spreiz-Plattfuß) wieder zu mehr Aktivität zu verhelfen. Denn die Urform der propriozeptiven Einlage basiert auf der Stimulation der Fußmuskeln, die dann den Fuß und über weiterlaufende Muskelketten auch die Körperstatik korrigieren. In einer Sportsituation (zum Beispiel längeres Laufen) setzt man eher auf bahnende (fazilitierende) Elemente, die den Ablauf physiologischer

Bewegungsabläufe ermöglichen. Ziel ist es, die Sohlen eines Tages wieder wegnehmen zu können. Der Fuß sollte sich wieder selbst verschrauben und die neu erlernten Bewegungsmuster automatisieren können.

Was ist der Unterschied zu orthopädischen Einlagen?

Bei orthopädische Einlagen wird der Fuß mechanisch (und somit passiv) in eine bestimmte Form und Richtung geführt. Dies funktioniert, solange Einlage getragen wird, löst aber keine nachhaltige muskuläre Veränderung aus. Sobald man die Sohle rausgibt, geht der Fuß wieder in seine passive Form zurück.

Was sieht man sich in der Podotherapie genau an?

Zu Beginn folgt eine Beobachtung des Gang- und Laufbildes, und es gilt bei der Analyse zu schauen: Was macht das Knie, die Hüfte, der Oberkörper? Wo liegt die Belastung des Fußes, wo hat er Bodenkontakt, und wie steht die Ferse? Ziel ist es, die Statik in einen physiologisch aussehenden Bereich zu bringen. Denn es gibt ganz unterschiedliche Lauf und Bewegungsstile. Welche würde zu dem Klienten passen? Ein Muskelfunktionstest auf der Liege gibt Auskunft darüber, ob es Bewegungseinschränkungen beim Beugen oder Strecken gibt. Die Einlagenanpassung ist ein Prozess, der sich über mehrere Feedbackschleifen zieht.

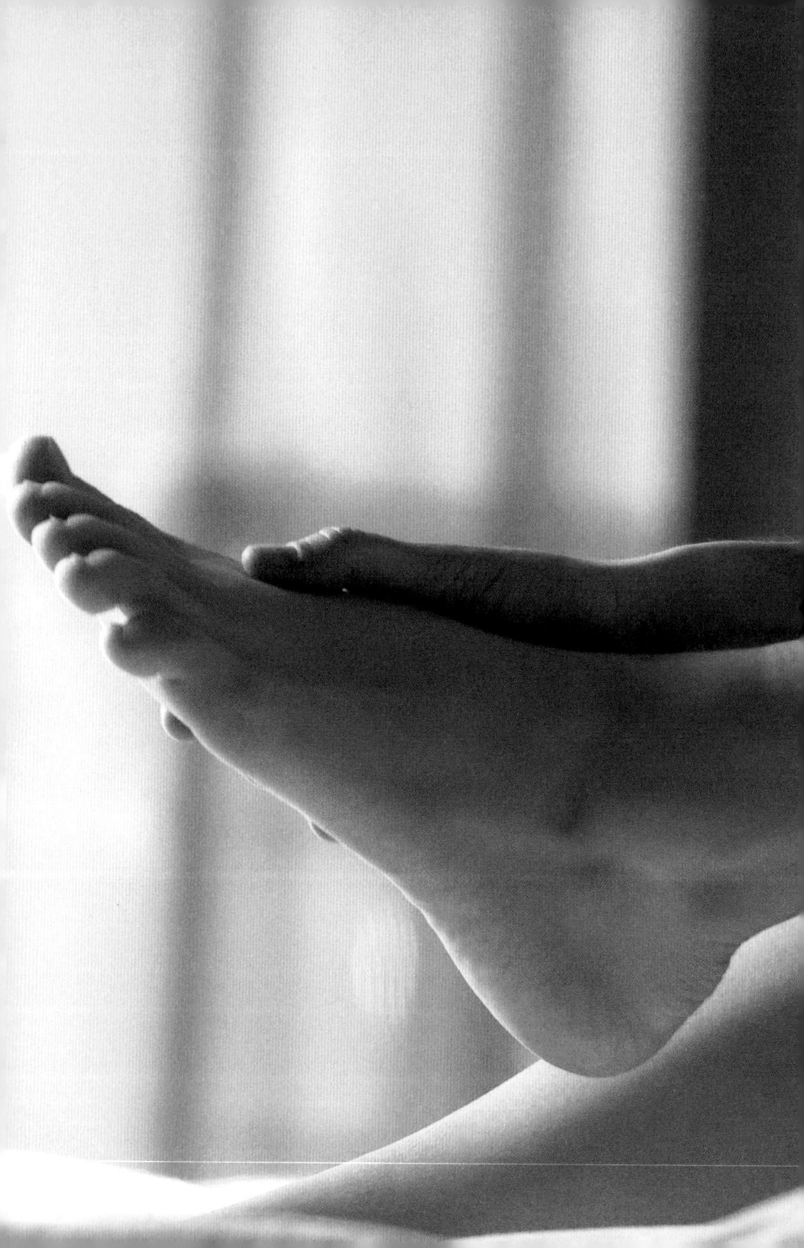

Fitte Füße

Gewusst wie, lassen sich die Füße sehr einfach – und fast nebenbei – im Alltag trainieren.

Training für gesunde Füße

Fußschmerzen sind nicht nur lästig, sie können deine Lebensqualität wirklich empfindlich einschränken. Wie auch unser restlicher Körper benötigt die Vielzahl an größeren und kleinen Fußmuskeln Trainingsreize. Nachdem wir unsere Füße fast den ganzen Tagen in festem Schuhwerk »einsperren«, verkümmern oftmals die Fußmuskeln. Mit nur wenigen Minuten Training pro Tag lässt sich allerdings schon eine große Wirkung erzielen. Übrigens: Fußtraining ist immer auch ein Übungsfeld für dein Gehirn, da wir hier eine ganz gezielte Ansteuerung von zum Teil sehr kleinen Muskelgruppen haben.
Lass dein Fußtraining zur Routine werden. Wie oft denkst du darüber nach, dir die Zähne zu putzen? Oder dir die Hände nach dem Gang zur Toilette zu waschen? Vermutlich gar nicht. Denn all diese Tätigkeiten sind dir zur Gewohnheit geworden. Wenn du dich an deine Kindheit erinnerst – oder vielleicht an deine eigenen Kinder denkst –, dann stellst du fest: Es hat ein bisschen gebraucht, bis sich das Zähneputzen in der Früh und am Abend zu einer Selbstverständlichkeit etabliert hat. Studien sagen, unser Gehirn benötigt in etwa 66 Tage, bis eine Gewohnheit zu einer neuen Verhaltensweise wird. Also lass uns gleich heute damit anfangen, ein paar Basisübungen der kleinen Fußschule in deinem Leben zu etablieren.

Übungen – einfach zu integrieren

Fußgymnastik lässt sich ganz einfach in deinen Tagesablauf einbauen, braucht wenig Zeit und keine teuren Hilfsmittel. Das ist gut so, denn je unkomplizierter die Übung ist, umso geringer ist die Hemmschwelle, sie auch tatsächlich auszuführen. Das habe ich anhand meiner eigenen Fußleidensgeschichte lernen dürfen und auch als Feedback von all meinen bisherigen Kunden bekommen. Je länger du darüber nachdenkst, WIE eine bestimmte Übung gehen könnte, desto größer ist die Gefahr, dass du sie gar nicht machst, weil du vielleicht schon wieder vergessen hast, wie sie funktioniert.

INFO

WICHTIG BEI ALLEN ÜBUNGEN!

Qualität vor Quantität! Lieber in kleinen »Häppchen« über den Tag verteilt üben als eine halbe Stunde durchgehend, denn hier leidet fast immer die Ausführung. Mein Tipp: Klebe dir ein Post-it überall dorthin, wo du an deine Fußübungen erinnert werden möchtest. Vielleicht als kleinen »Reminder« an deinen Badezimmerspiegel, an den Küchenschrank? So wirst du zumindest zwei- bis dreimal täglich an deine kleine Fußgymnastik erinnert. Und befestige auch einen Post-it an deinem Computer, um die kleinen Bewegungspausen nicht zu vergessen.

Big Five für den Alltag

Ich stelle dir hier fünf Übungen vor, die dir in Fleisch und Blut übergehen werden, einfach in der Durchführung und bei regelmäßiger Anwendung wirklich effektiv sind.

AKTIVES ERWACHEN

Schon in der Früh, wenn der Wecker läutet, kannst du deinen Füßen und Sprunggelenken Gutes tun. Du verbesserst dabei die Beweglichkeit deiner Sprung- sowie Fußwurzelgelenke und machst dich und deine Füße fit für den Tag.

Rekle dich zunächst gemütlich im Bett und strecke dann deine Füße nach unten – vielleicht spürst du hier schon eine leichte Dehnung auf deinem Fußrücken.

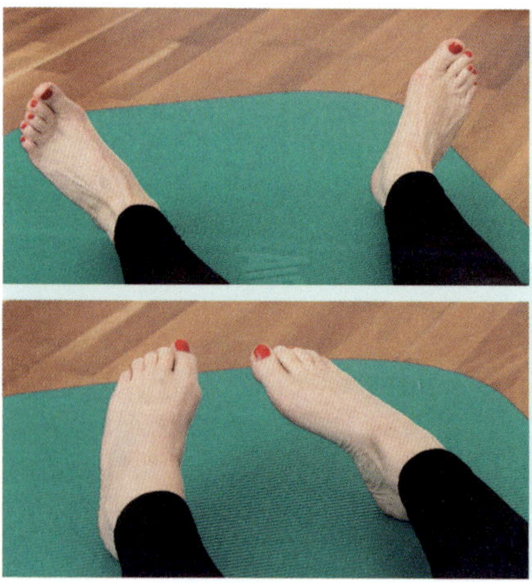

Mache kreisende Bewegungen mit deinen Füßen, wobei du deine Beine ganz gerade hältst. Wechsle dann die Richtung.

ZÄHNEPUTZEN IM EINBEINSTAND

Auch die Zeit des Zähneputzens kannst du nutzen und gleich für dein Fuß- und Beinachsen-Training verwenden. Ganz nebenbei tust du auch noch was für deine Koordination.

Stelle dich aufrecht vors Waschbecken, dein linker Fuß ist gut im Boden »verankert«.

Spüre die Aufrichtung deiner Ferse (du belastest sie mittig). Nimm wahr, dass dein Groß- und auch dein Kleinzehgrundgelenk gut am Boden aufliegen.

Stell dir nun vor, dass dein Hinterkopf während des Zähneputzens von einem seidenen Faden hochgezogen wird.

Hebe dein rechtes Bein ein wenig an.

Lass deine Schultern locker und beginne mit dem Zähneputzen.

Nach einer Minute wechselst du die Seite.

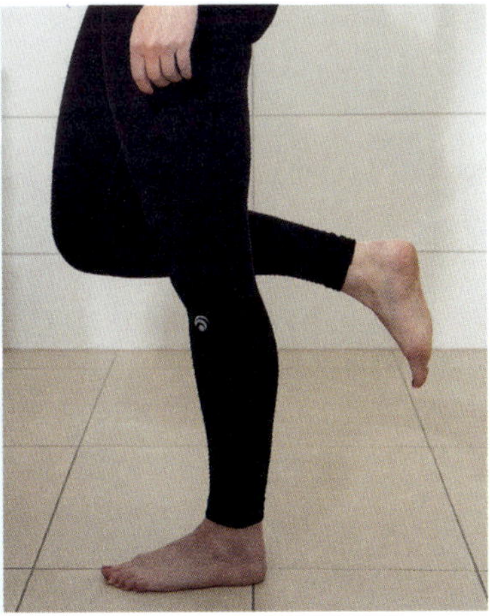

THRONTRAINING

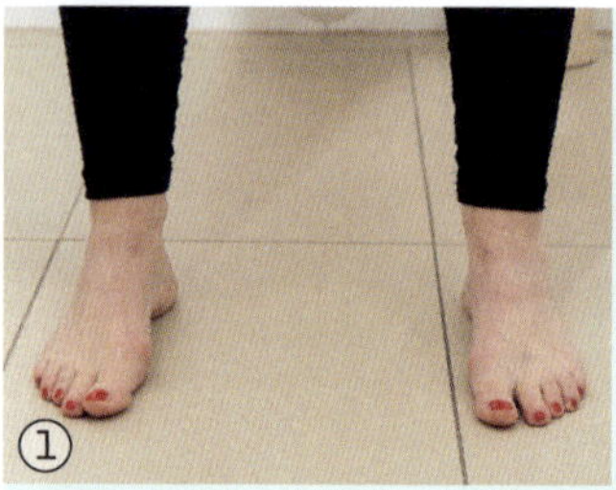
①

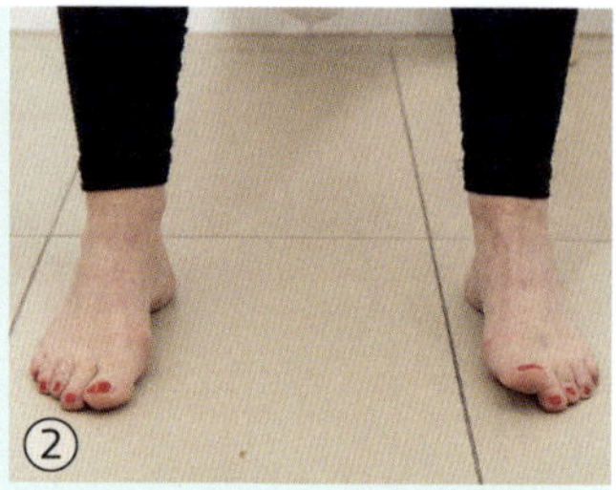
②

Diese Übung musst du nicht auf der Toilette ausführen. Ein Sessel eignet sich genauso. Der Tipp, gleich am »stillen Örtchen« zu trainieren, kommt von dem Physiotherapeuten Andreas Lichtenwörther. Denn da sitzen wir alle mehrmals täglich, und wir haben ungestört Zeit für ein paar Trainingseinheiten.

Setze dich also auf die Toilette oder einen Sessel, deine Knie zeigen gerade nach vorn. Beuge den Rumpf so weit vor, dass du deine Füße ohne Anstrengung beobachten kannst. Du kannst deine Unterarme locker auf deinem Oberschenkel ablegen.

Erinnere dich nun an die korrekte Ausrichtung: Die Ferse wird mittig belastet und steht im Lot, die Zehen sind locker und entspannt. Du spürst dein Großzeh- und dein Kleinzehgrundgelenk und baust dein Quergewölbe auf → Abb. ①.

Nun hebst du ganz locker nur deine große Zehe gerade an und legst sie wieder ab → Abb. ②.

Alle anderen Zehen bleiben entspannt am Boden, auch die Ferse ändert ihre Position nicht.

Durch das gezielte gerade An- und wieder Abheben der großen Zehe kräftigst du nicht nur den großen Zehenstrecker, sondern beugst damit auch gezielt der Bildung eines zum Teil schmerzhaften Hallux valgus (→ Seite 126 ff.) vor.

MASSAGE MIT DEM IGELBALL

Der Igelball ist ein kleiner Gummiball mit »Stacheln«. Es gibt ihn in unterschiedlichen Stärken, du solltest jene wählen, die nicht allzu schmerzhaft für dich, aber dennoch als Wohlfühlschmerz spürbar ist. Du kannst statt des stacheligen Igelballs aber auch einen Faszien- oder Tennisball verwenden. Der kleine handliche Ball passt nicht nur in jede Tasche, sondern auch in jede Schreibtischschublade.

Ziehe dir also während der Schreibtischarbeit immer wieder die Schuhe und Socken aus, und rolle deine Füße über den Ball. Du wirst ein angenehmes Prickeln auf der Fußsohle spüren, da der Ball die Durchblutung anregt.

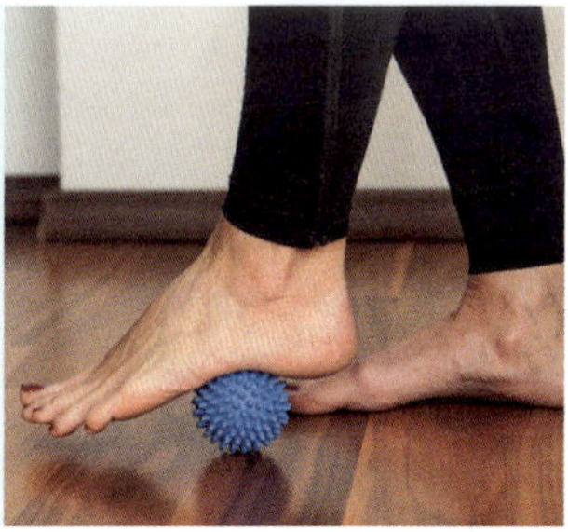

Rolle deine Fußsohle gründlich und langsam aus, verharre immer wieder an einzelnen Stellen rund um die Ferse und sinke etwas tiefer in den Ball.

Diese Übung ist auch bei der Behandlung eines Fersensporns (→ Seite 138 ff.) sehr hilfreich.

Du kannst deine Plantarsehne auch im Stehen ausrollen, hier kommt dann natürlich mehr Druck auf den Ball – und der Wohlfühlschmerz darf auch etwas intensiver sein.

FÜR KRÄFTIGE SPRUNGGELENKE

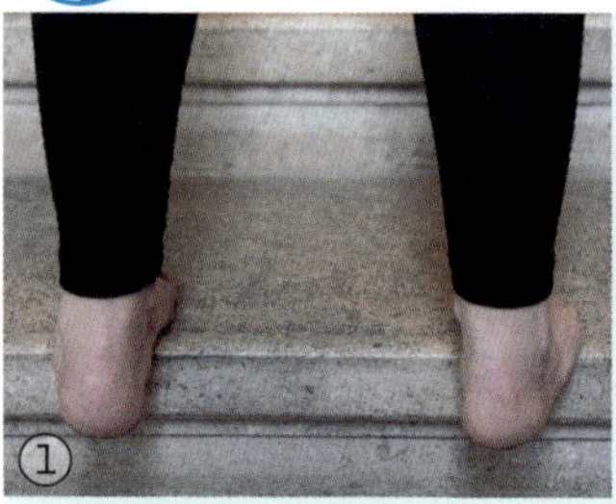

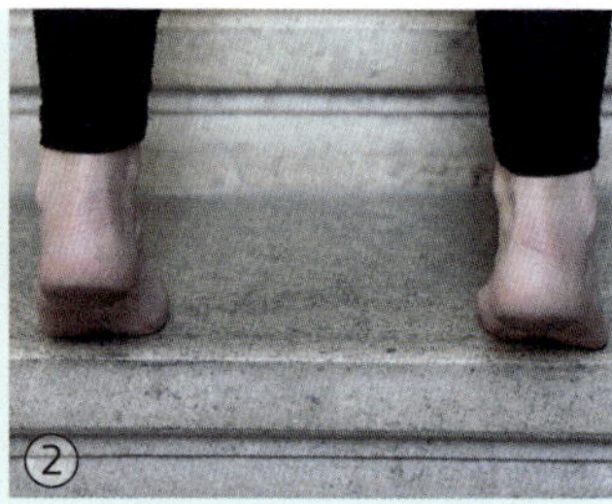

Du kannst mit dieser einfachen Übung nicht nur deine Sprunggelenke, sondern auch deine Ballenmuskulatur stärken und dein Fußlängsgewölbe aufbauen. Auch wenn du unter Knickfüßen (→ Seite 119 ff.) leidest, lege ich sie dir sehr ans Herz. Ich empfehle dir, barfuß zu trainieren, denn so spürst du ganz unverfälscht, was deine Füße gerade tun, und kannst Knickfüßen optimal entgegenwirken, da du deinen Fokus auch auf die Vorfüße richten kannst. Du könntest die Übung auch mit Turnschuhen an einer Treppe oder Stiege trainieren (wenn du zum Beispiel gerade deine Lauf- oder Nordic-Walking-Runde beendet hast). Dann trainierst du eher deine Wadenmuskulatur, was auch nicht schaden kann.

Stelle dich mit der Belastung auf deinen Vorfüßen auf die unterste Treppenstufe. Du kannst dich gern an einem Geländer festhalten. Beide Fersen ragen frei über die Stufe hinaus → Abb. ①. Wichtig ist es, dass deine Fersen dabei immer gerade bleiben und weder nach innen noch nach außen knicken.

Nun hebst und senkst du abwechselnd die Fersen langsam – aber nicht zu hoch, denn du solltest nicht bis ganz auf den Ballenstand kommen. Achte darauf, dass deine Zehen während der gesamten Übung locker bleiben und nicht krallen → Abb. ②.

Wiederhole diese Bewegungen etwa 20-mal!

Tipp: Vielleicht kannst du deine Füße während der Übungen von jemandem filmen oder fotografieren lassen und so kontrollieren, ob deine Fersen wirklich stets gerade bleiben.

Das Fitnesscenter für deine Füße

Um deine Fußmuskulatur zu trainieren beziehungsweise zu entspannen, brauchst du kein Fitnessstudio. Dennoch lohnt sich die Anschaffung von etwas »Trainingszeug«, um noch zielgesteuerter und effektiver trainieren zu können. Wackelboard, Balanceboard, Faszienrolle, Golfball & Co. machen für deine Fußgesundheit wirklich Sinn. Diese Übungsgeräte kosten nicht viel, dennoch lohnt es sich, in gute Qualität zu investieren.

Den Igelball hast du schon kennengelernt. Mithilfe dieses stacheligen Freundes kannst du deine Fußsohlen selbst massieren und somit die Durchblutung anregen. Aber auch ein einfacher Tennisball kann für deine Füße wahre Wunder bewirken. Schneide dafür einen Tennisball in der Mitte auf und verwende ihn als Übungsgerät, um das Quergewölbe deines Fußes zu aktivieren und die Muskulatur damit zu stärken. Das ist nicht nur sehr wohltuend, sondern kann auch einem Spreizfuß entgegenwirken (→ Seite 110 ff.). Ein kleiner Flummi – den bekommst du in jedem Spielzeugladen – hilft dir dabei, deine Schien- und Wadenmuskulatur zu lockern (→ Seite 74 ff.).

Training mit dem Thera-Band

Neben den Muskeln und Knochen sorgen auch unsere Gelenke und Bänder dafür, dass unsere Fußgelenke stabilisiert werden. Sind diese zu schwach, kann das zum Umknicken führen. Dieses Umknicken, vor allem an der Außenseite des Fußes, ist nicht nur im Sport sehr häufig und führt zu unangenehmen Sprunggelenkverletzungen. Mit dem sogenannten Thera-Band oder einem Miniband kannst du großartige Übungen ausführen, um den gesamten Fußbereich zu stärken. Das Miniband passt wirklich in jede noch so kleine Tasche und ist daher das ideale »Fitnessstudio für unterwegs«. Nachdem es unterschiedliche Stärken der Bänder gibt, kannst du so den Schwierigkeitsgrad deines Trainings selbst bestimmen.

STÄRKUNG DES FUSSES

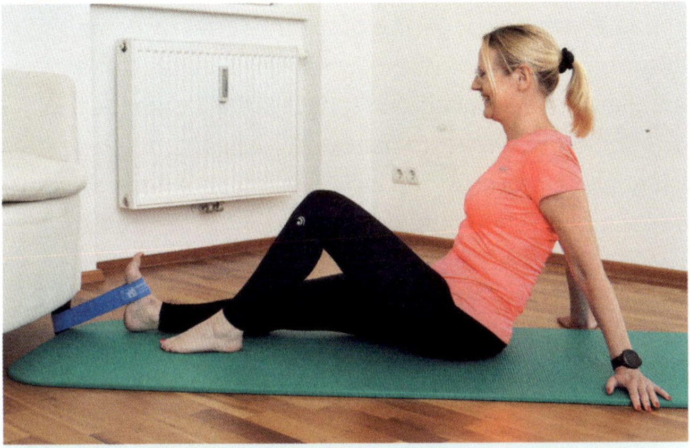

Setze dich auf eine Matte und fädle das Miniband oder Thera-Band um deinen Vorfuß. Die zweite Schlaufe fixierst du um ein Tisch- oder ein Sofabein. Je weiter weg dein Fuß vom Tisch- oder Sofabein ist, umso anspruchsvoller wird die Übung.

Ziehe nun deinen Fuß gegen den Widerstand des Bandes zu deinem Körper.

Lass die Spannung nach und komme zurück in die Ausgangsposition.

Wiederhole diese Übung 15-mal pro Bein.

Faszienrollen zum Lockern

Du kannst mit einer Faszienrolle – ich würde dir die kleine empfehlen – ganz einfach und effektiv deine Wadenmuskulatur lockern, um so Problemen mit der Achillessehne, aber auch mit der Plantarfaszie (der dicken Sehnenplatte an der Fußsohle) vorzubeugen. Wenn der Unterschenkel langsam über die Rolle geschoben wird, entsteht ein Druck, der sämtliche Strukturen wie Blutgefäße, Muskeln und Knochenhaut erreicht und eine Faszienmanipulation bewirkt. Faszien sind Bindegewebshüllen, die unsere Organe, Knochen und Muskeln umschließen. Man geht davon aus, dass Verklebungen der Faszien die Ursache für eine Vielzahl von Schmerzen im Bewegungssystem sind. Faszienrollen oder Bälle kosten nicht viel, gehen nicht kaputt (bitte vor Katzen verstecken) und passen in jede kleine Tasche. Sie sind dabei der ideale Reisebegleiter, wenn du deinen Waden und der Achillessehne nach einer langen Stadtbesichtigung, einer Wanderung oder einer längeren Sporteinheit Gutes tun willst.

FÜR LOCKERE WADEN

Mit einer kleinen Faszienrolle lassen sich gut und effektiv die Wadenmuskulatur und auch die Achillessehne lockern.

Wann immer du viel gestanden, gegangen oder gelaufen bist, schnappe dir am Abend die kleine Rolle und rolle

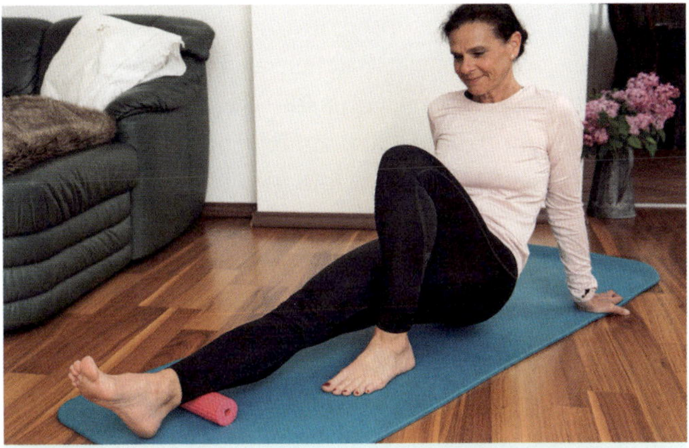

dich langsam und genussvoll vom Ansatz der Achillessehne bis zur Wade aus. An manchen Tagen spürst du dann schon, wo deine Muskeln und Sehnen etwas bearbeitet werden sollten. Ein sogenannter »Wohlfühlschmerz« ist hier ganz normal und zeigt, dass du auf dem richtigen Weg bist.

Diese Übung ist eine effektive Prophylaxe, um Problemen mit der Achilles- oder Plantarsehne (→ Seite 138 ff.) vorzubeugen.

So balanciert es sich gut

Natürlich lässt es sich auf vielen Dingen sehr gut balancieren, aber mit diesen beiden Trainingsgeräten klappt es auch daheim: Bosu-Bälle oder Wackelbretter gibt es in fast allen Fitnessstudios, und sie stehen oft auch zu Hause. Du kannst auf beiden Seiten des Bosu-Balls

Balance-Übungen ausführen und dich langsam in deiner Geschicklichkeit steigern. Balancieren kann man überall: Du kannst dir aus einer Gymnastik- oder Turnmatte eine Rolle basteln und diese unterschiedlich eng rollen, um den Schwierigkeitsgrad der Übung zu erhöhen.

BALANCE FINDEN

Für diese ersten Balance-Übungen kannst du eine Schaumstoffmatte, eine Matratze oder einfach eine zusammengelegte Decke verwenden. Oder natürlich auch im Freien auf einem Naturboden trainieren. Wichtig ist, dass der Untergrund wenigstens etwas instabil ist, das führt nämlich dazu, dass dein Gehirn wesentlich mehr »arbeiten« muss, um auf die Korrekturbewegungen reagieren zu können.

Diese Form des Trainings erhöht deine Gangsicherheit und schützt die Sprunggelenke. Übungen für unsere Balance vernetzen unsere beiden Gehirnhälften und sind daher nicht nur für unsere körperliche, sondern auch für unsere geistige Fitness ein effektives Training.

Der stabilisierende Fuß und die Unterschenkelmuskulatur werden bei dieser Übung angesprochen und reflexartig trainiert.

Du kannst dich zu Beginn gern an einem Geländer festhalten. Wie immer gilt: Steigere den Schwierigkeitsgrad der Übung langsam.

Steige zuerst auf die Matte, dann rollst du die Matte zusammen, und im nächsten Schritt steigst du auf ein Wackelbrett.

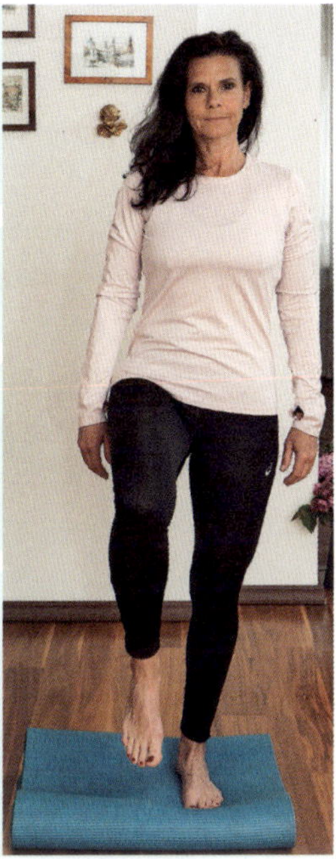

So gewöhnst du dich nach und nach an die neuen Reize.

Habe Geduld mit dir, wenn es nicht gleich klappt und du viel wackelst. Es ist noch kein Meister vom Himmel gefallen!

Versuche, deine Kiefermuskulatur locker zu halten. Etwas leichter geht es, wenn man nicht auf die Füße oder auf den Boden sieht, sondern einen Punkt in der Ferne fixiert.

Probiere nun, ein Bein zu heben, ohne die Kontaktpunkte am Boden zu verlieren.

Auch bei diesen Übungen geht es wieder darum, die Ferse möglichst gerade zu halten, das Groß- und das Kleinzehgrundgelenk zu spüren. Fortgeschrittene können dann auch den Einbeinstand mit geschlossenen Augen versuchen.

Und ja, es darf Spaß machen und muss nicht immer gleich perfekt sein.

Die Natur als Trainingspartner

Einfache und kostenlose Fitnessgeräte gibt es auch vor deiner Haustür. Mach den Park, den Spielplatz oder den Wald zu deinem Studio. Balanciere auf umgefallenen Baumstämmen, laufe auf Zehenspitzen auf kleinen Waldwegen, ziehe deine Schuhe am Spielplatz aus und balanciere mit deinen Kindern gemeinsam über diverse Hindernisse. Erlaubt ist, was gefällt. Du trainierst dabei nicht nur deine Fußmuskulatur, sondern auch deine Koordination. Achte darauf, dass deine Zehen nicht krallen, und versuche, deine Fersen gerade zu halten. Und hab Spaß!

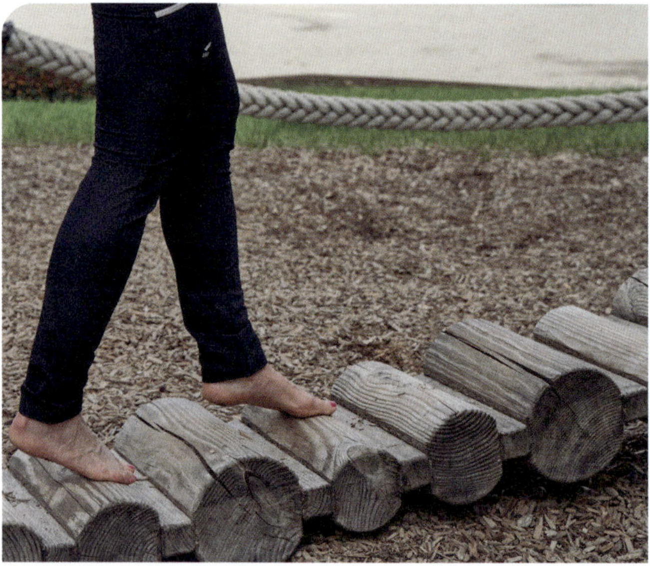

Sonderteil: Barfuß gehen und trainieren

Hand aufs Herz? Wie viele unterschiedliche Untergründe hat dein Fuß heute schon ertasten dürfen? Bist du heute schon einmal barfuß über einen Kiesweg gegangen oder hast du Grashalme zwischen deinen Zehen gespürt? Oder träumst du vielleicht auch wieder davon, warmen Sand durch deine Zehen gleiten zu lassen? Vermutlich geht es dir so wie vielen von uns im Alltag. Dein Fuß geht den ganzen Tag auf ebenem Untergrund und ist in Socken, Strümpfe und Schuhe verpackt. Zugegeben, viele Schuhe sind wirklich chic und modisch, peppen unser Outfit auf und schützen uns natürlich auch vor Kälte oder Verletzungen. Auf der anderen Seite aber sorgt Barfußgehen für mehr Fitness. Daher plädiere ich dafür: Gönnen wir unserem Fuß etwas mehr Vitamin »Barfuß«.

Wieder spüren lernen

Die Evolution hat Schuhe für uns Menschen nicht wirklich vorgesehen. Denn: Schuhe filtern einen Großteil der Information, welche wir über die Rezeptoren an den Fußunterseiten haben. Die sensorischen Nervenbahnen verlaufen vom Fuß bis zum Gehirn. Wenn du zum Beispiel daran denkst, barfuß im Schnee zu gehen, dann spürst du über diese Rezeptoren die Kälte und das Kribbeln am ganzen Körper. Wenn du barfuß einen wunderschönen Strandspaziergang unternimmst, spürst du den warmen Sand unter deinen Füßen und erlebst ein regelrechtes Feuerwerk an Sinnesreizen. In Schuhen nimmst du wenig bis keinen Reiz auf – daher leiden Füße, die in Schuhen stecken, an einem Wahrnehmungsdefizit. Unsere taktile Wahrnehmung über die Füße ist verkümmert – das muss aber nicht sein. Im Kapitel Kinderfüße (→ Seite 26 ff.) habe ich dir bereits Spiele vorgestellt, die mithelfen können, diese taktilen Reize wieder zu aktivieren.Unser menschlicher Fuß kann nur beim Barfußgehen alle Muskeln und Bänder wirklich ausreichend trainieren. Leider bewegen wir uns aber meistens nur in Schuhen oder auf monotonen Untergründen fort. Wir spazieren über Asphalt, Beton und haben auch zu Hause ebene Untergründe.

Das führt dazu, dass deine Füße steif und unbeweglich werden, unsere Fußmuskulatur braucht Abwechslung und unterschiedliche Untergründe und Bodenbeschaffenheit, um nicht zu verkümmern. Diese Steifheit hat negative Auswirkungen auf unsere Sprunggelenke, die dies wieder ausgleichen müssen. Versuche also immer wieder, deine Schuhe und Socken auszuziehen, um barfuß zu gehen oder zu laufen.

Immer wieder mal die Schuhe auszuziehen hilft auch dabei, mehr Stabilisation, aber auch eine verbesserte Ansteuerung des Fußes zu bekommen. Durch Barfußgehen arbeitest du mit jedem Schritt wieder daran, deine Wahrnehmung zu verbessern und zu sensibilisieren, aber auch die Flexibilität deines Fußes wiederzuerlangen. Du kannst das Barfußgehen also wirklich als Wellness für deine Füße, aber auch für dein Gehirn sehen. Im Fuß befinden sich rund 70 000 Nervenenden, die beim Gehen auf natürlichem, unebenem Untergrund stimuliert werden.

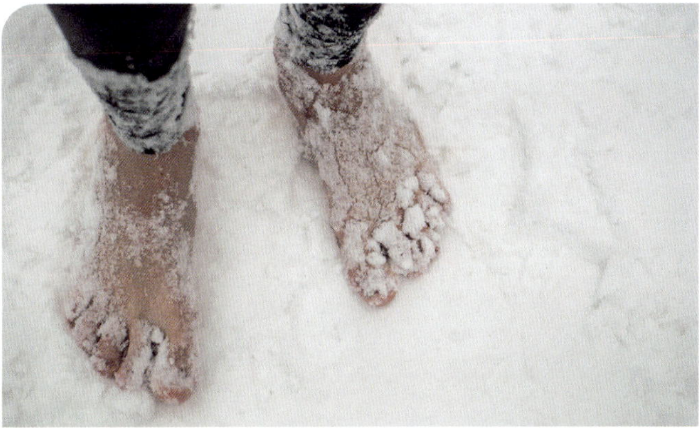

Durch Propriozeptoren (feinfühlende Sensoren) registriert unser Körper Muskelspannungen, aber auch Bewegungen sowie deine Lage im Raum. Hier kommen auch das Gleichgewichtsorgan und die Augen zum Einsatz. Genau dieses feine Zusammenspiel ermöglicht uns erst das Gehen, das Springen, Laufen und das Betreiben der unterschiedlichen Sportarten.
Steige daher, wann immer es möglich ist, raus aus deinen Schuhen und gehe barfuß durch die Wohnung, auf die Terrasse oder raus auf die Wiese. Lass deine Zehen

tanzen und sich so richtig entfalten. Spaziere einen Kiesweg mit nackten Füßen, und spüre das Kribbeln in den Fußsohlen. Stelle dich zum Beispiel mit nackten Füßen auf eine Wiese und nimm deine Fußsohle einmal ganz bewusst wahr. Du kannst dir vorstellen, wie du dich mit dem Boden verbindest und deine kleinen Fußmuskeln Wurzeln in den Boden schlagen. Du fühlst dich danach richtig wach und voller Energie.

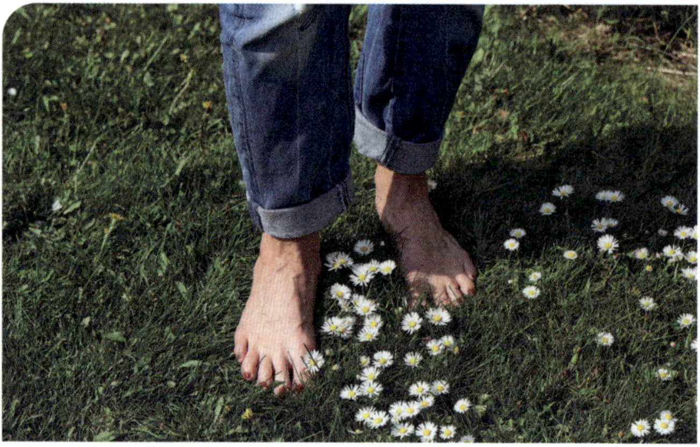

Barfuß am Spielplatz oder im Wald

Wir haben oft Angst davor, dass wir uns ohne unsere schützenden Schuhe verletzen könnten, da wir seit Jahrzehnten darauf konditioniert sind, uns Schuhe anzuziehen. Von Kindesbeinen an, ist uns antrainiert worden, beim Verlassen der Wohnung in Schuhe zu schlüpfen. Du solltest daher nicht gleich barfuß über Stock und

Stein spazieren, denn auch unser Gehirn muss sich an die neuen Sinneseindrücke erst einmal gewöhnen und lernen, wieder Vertrauen in unsere Fußmuskulatur aufzubauen. Am besten ist es daher, wenn du dich zunächst im Moos oder auf weichem Waldboden barfuß ins »Gelände« wagst, um diese Ängste einfach überwinden zu können. Gerade aber auch Spielplätze oder Waldpfade bieten viele Möglichkeiten, dass auch wir Erwachsenen uns ausprobieren können. Und zwar ohne Schuhe. Sehr oft findest du auf Spielplätzen weichen Rindenmulch. Ziehe deine Schuhe aus, spaziere gemütlich unter Wahrnehmung all deiner Sinne über diesen herrlichen weichen Untergrund.

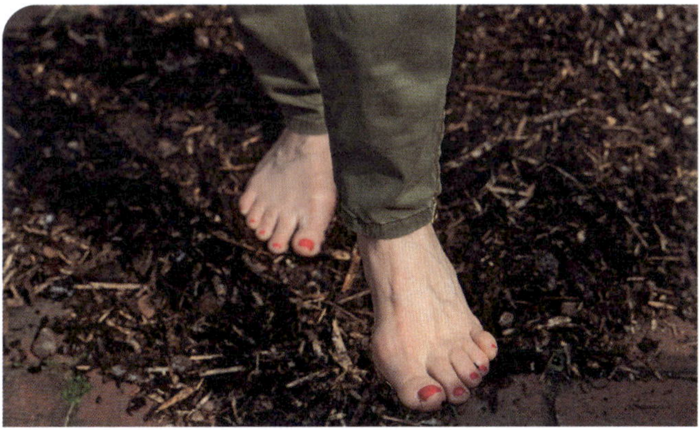

Im nächsten Schritt kannst du es wagen, barfuß über Hindernisse (wie zum Beispiel Baumstämme) zu balancieren. Auch hier finden sich gerade auf Spielplätzen oder Waldlehrpfaden viele Möglichkeiten, deine Balance barfuß unter Beweis zu stellen.

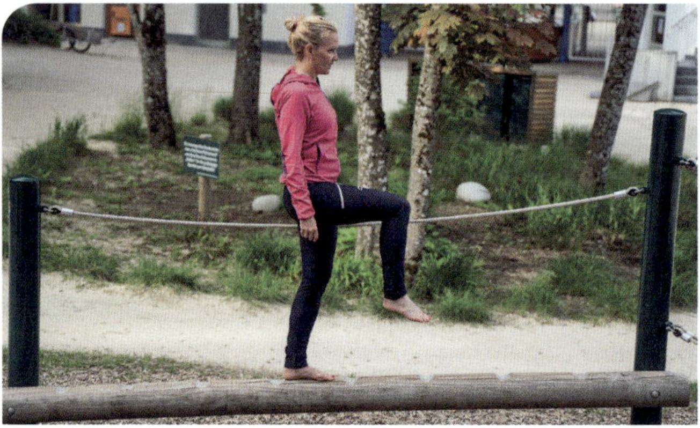

Du spürst, dass sich jede Übung ohne Schuhe wesentlich intensiver anfühlt, weil die kleinen Fußmuskeln arbeiten müssen, um die Stabilisationsarbeit der Füße zu »übernehmen«. Dabei die Balance zu halten ist meist viel schwieriger als mit Turnschuhen. Wenn du noch ein Stückchen weitergehen möchtest, dann probiere den Einbeinstand mit geschlossenen Augen aus. Nur die taktilen Reize zu spüren, ohne eine visuelle Wahrnehmung zu haben, steigert die Wahrnehmung rund um deine Fußrezeptoren noch einen Schritt mehr.

Tipps für Läufer

Auch die Füße von Läufern stecken zumeist den ganzen Tag in Schuhen. Um die Mobilität deiner Füße zu erhalten, aber auch, um die Sprungkraft zu verbessern, lohnt es sich immer wieder, barfuß Seil zu springen. Bitte diese Übung nicht bei Übergewicht und/oder Spreizfüßen sowie Hallux valgus ausüben. Springe locker, sodass die Fersen nicht den Boden berühren und das Fersenbein, von hinten gesehen, gerade bleibt. Belaste beim Springen den Vorfuß mit kurzem Bodenkontakt und belaste die Außen- und Innenseite des Fußes möglichst gleichzeitig. Das Barfuß-Seilspringen (→ Seite 122) ist ein wahrer Allrounder und trainiert nicht nur das Fußlängsgewölbe, sondern auch die Stabilität deiner Fußgelenke.

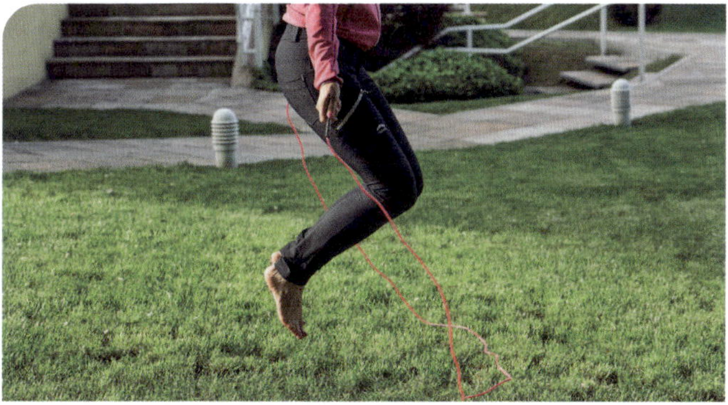

Ziehe deine Laufschuhe immer wieder einmal für kurze Strecken aus. Ganz gleich, ob du eine lockere Laufrunde kurz unterbrichst oder deine »Unten ohne«-Einheit ans Ende deines Laufes stellst. Laufe kurze Strecken barfuß über die Wiese und spüre, wie sich dabei dein Fuß im wahrsten Sinne des Wortes entfalten kann. Du kannst

barfuß wesentlich bewusster und direkter an deinem Laufstil arbeiten als in Schuhen.
Mein Tipp: Laufe jeweils eine Minute in Laufschuhen und eine Minute barfuß, und lass dich dabei filmen. Anhand der Aufzeichnungen siehst du, in welchen Bereichen es sich lohnt, mehr Zeit in deine Lauftechnik zu investieren.
Apropos Lauftechnik: Uns Läufer verbindet zumeist eine regelrechte Hassliebe mit dem sogenannten Lauf-ABC. Das sind Übungen, die dir dabei helfen können, deinen Laufstil zu verbessern, wenn du sie regelmäßig trainierst. Zum Lauf-ABC gehören unter anderem der sogenannte Kniehebelauf, der Hopserlauf, das Rückwärtslaufen oder das Anfersen. Hast du schon einmal einige der Übungen aus dem Lauf-ABC barfuß in der Wiese trainiert? Probiere es gleich aus, denn du wirst fühlen, welchen Unterschied es macht, direkten Kontakt zum Boden zu spüren.

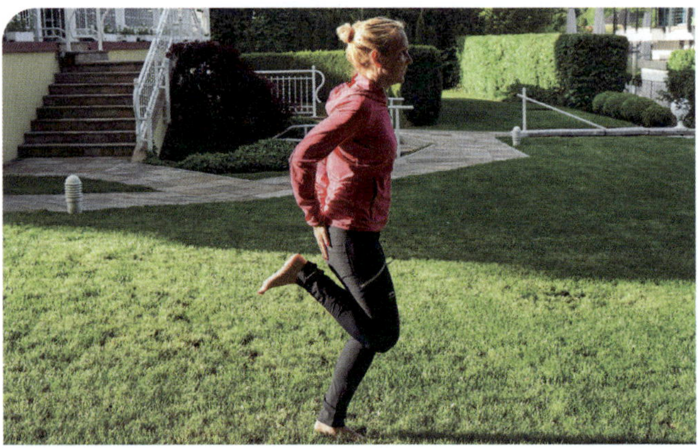

Für alle Nicht-Läufer: Beim Anfersen kommen die Hände auf den Po, und du versuchst, im Laufen mit deiner Ferse in Richtung Po zu kommen. Halte deinen Rumpf dabei aufrecht!

In kleinen Dosen steigern

Wenn du noch nie mit Barfußschuhen gegangen oder gelaufen bist, solltest du allerdings mit kleinen Einheiten starten. Deine Fußmuskulatur, deine Sehnen und Bänder müssen sich erst an diese ungewohnte Belastung gewöhnen. Ja, auch an den Füßen kann man einen Muskelkater bekommen. Verkürzte Muskeln reagieren oft sehr intensiv auf die ungewohnten neuen Bewegungsmuster. Du kennst das vielleicht von einem intensiven Strandspaziergang mit bloßen Füßen.

Wenn deine Füße an diese ungewohnte Belastungsform nicht gewöhnt sind, kann sich dies wie ein Muskelkater anfühlen. Das gilt auch für Schuhe: Wenn es deine Füße gewöhnt sind, den ganzen Tag in Schuhen mit Absätzen zu stecken (auch wenn dieser noch so klein ist), ist ein abrupter Wechsel zum Barfußgehen oder Gehen im Barfußschuh nicht zu empfehlen. Gerade im Bereich der Achillessehne kann es durch den zu schnellen Umstieg von herkömmlichen Schuhen auf Barfußschuhe zu Reizungen kommen.

Wir haben beim Thema Laufschuhe schon über die »Sprengung« der Schuhe gesprochen. Nachdem konventionelle Schuhe eine höhere Sprengung aufweisen, muss sich unser Fuß erst an das Fehlen dieser Erhöhung gewöhnen. Die verkürzte Wadenmuskulatur sollte daher mit Dehnübungen auf das Barfußgehen vorbereitet werden. Du findest effiziente Übungen zum Dehnen deiner Wade im zweiten Teil des Buches (→ Seite 144 f.).

Für wen geeignet?

Wenn du Fußfehlstellungen hast, wie zum Beispiel einen Senk- oder Spreizfuß, ist Barfußlaufen für dich nicht unbedingt geeignet. Du würdest mit jedem Laufschritt noch mehr in deine Fehlstellungen sinken und somit die Schmerzen verstärken. Starte zunächst konsequent mit Fußgymnastik, um dein Fußgewölbe wieder aufzurichten (→ Seite 23). Für dich ist es besonders wichtig, vorerst die Übungen zur richtigen Fußverschraubung, aber auch zum Stärken der Vorfußmuskulatur zu trainieren. Im alten China hatte man die Vorstellung, dass durch eine »sprudelnde Quelle« an unserer Fußsohle die Energie in unseren Körper strömt. Du kannst mit deinen Fingern diese Quelle bewusst »aktivieren«, um so zu spüren, wie du die Muskeln in diesem Bereich aktivieren und anspannen kannst.

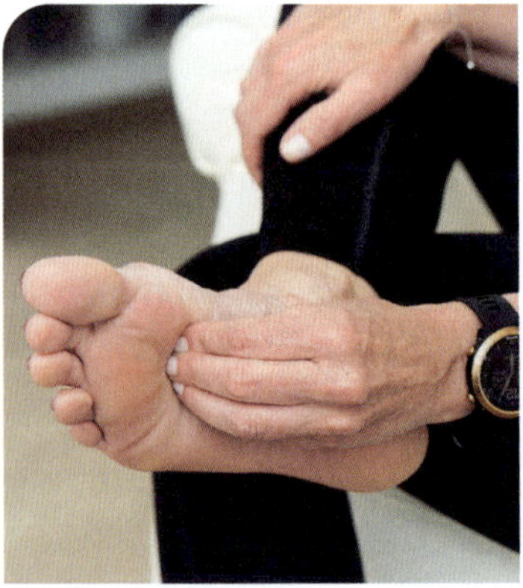

Interview mit Dr. Andreas Lichtenwörther, Physiotherapeut, Podotherapeut und Sport-Physiotherapeut

»Die Barfußeinheiten müssen langsam gesteigert werden.«

Warum ist Barfußgehen so wichtig?

Das Barfußgehen ist wichtig, um die Fußmuskulatur zu beanspruchen, aber auch, um den Fuß wieder zu spüren. Unterschiedliche Untergründe (Steine, Moos, Asphalt ...) dürfen »gespürt« werden, und man kann sich reindenken, was dieses Gehen auf unterschiedlichen Untergründen mit dem Fuß macht. Wo rolle ich ab? Welche Punkte am Fuß spüre ich?

Sollten wir viel barfuß gehen?

Prinzipiell kann man sagen, dass man im Alltag so viel wie möglich barfuß gehen sollte, um den Fuß wieder zu lehren, alle Muskeln zu verwenden. Es gilt allerdings auch hier das Prinzip der langsamen Steigerung der Dosis. Eine Muskulatur, die schon viele Jahre lang inaktiv gewesen ist, ermüdet sonst zu schnell. Auch bei übergewichtigen Personen ist es notwendig, den Fuß langsam an die Belastung zu gewöhnen, da relativ viel Druck auf die Knochen, Sehnen und Bänder wirkt. Das Barfußlaufen sollte langsam aufgebaut und erlernt werden.

Evolutionstechnisch kommen wir vom Fersenlaufen, Vorfußlaufen müssen wir lernen. Eine gute Möglichkeit wäre es, beim Laufen einmal die Schuhe auszuziehen und fünf bis zehn Minuten barfuß zu laufen. Danach kann man wieder mit Schuhen weiterlaufen. Als Input ist das Barfußlaufen trainingstechnisch als sehr sinnvoll zu erachten.

Was gilt es, bei Barfußschuhen zu beachten?

Beim neuen Trend der Barfußschuhe sollten einige Punkte beachtet werden. Der Fuß muss in Barfußschuhen wesentlich mehr »arbeiten«, da die Dämpfungseigenschaften des herkömmlichen Schuhes wegfallen. Barfußschuhe haben nur eine Sohle und dies ist für den Fuß ein recht hartes Aufkommen. Wenn eine Person bereits eine Diagnose von Fußfehlstellungen hat (zum Beispiel einen Senkfuß, Plattfuß und Spreizfuß), dann besteht hier die Gefahr, dass sich diese Fehlstellungen verstärken. Berichtet wird hier über Knieschmerzen, Schmerzen an den Waden sowie dem Schienbein. Die Beinachsen sind schwieriger zu halten, und wenn die Wadenmuskulatur zu schwach ist, werden die Strukturen des passiven Bewegungsapparats in Mitleidenschaft gezogen.

Auch das Gewicht des Barfußschuh-Läufers spielt eine entscheidende Rolle. Prinzipiell gilt für das Laufen mit Barfußschuhen, dass man über eine mehrjährige Lauferfahrung sowie einen sauberen Laufstil verfügen sollte.

Egal ob man mit den Barfußschuhen läuft oder geht: Es gilt hier, die Lauf- oder Gehumfänge langsam zu steigern und die Muskulatur an diesen neuen Reiz zu gewöhnen. Bei zu schneller Steigerung der Tragezeit kann es ansonsten zu Knie- oder Hüftschmerzen sowie zu Beschwerden an der Lendenwirbelsäule kommen.

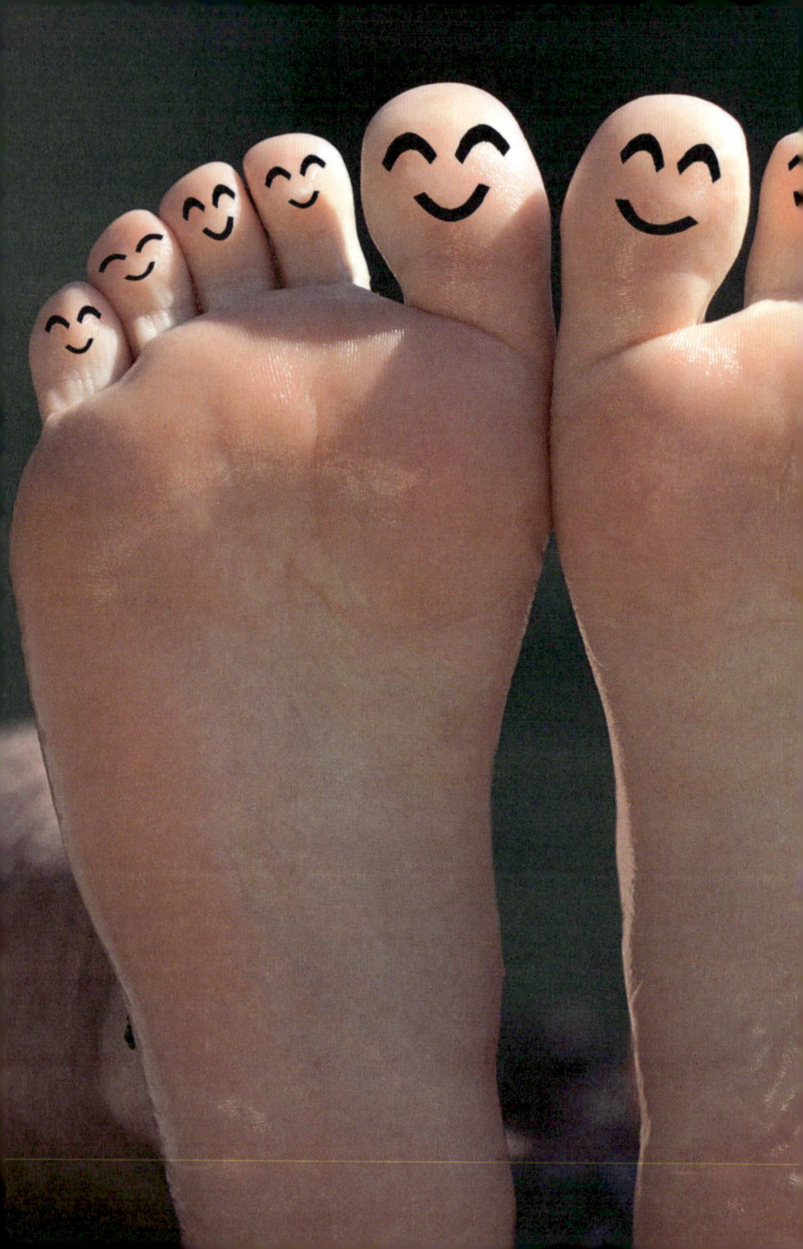

Trainieren statt operieren

Wenn Füße Beschwerden machen, dann kann zeitgerechtes und richtiges Training nicht nur die Schmerzen mindern, sondern manchmal auch vor einer OP bewahren.

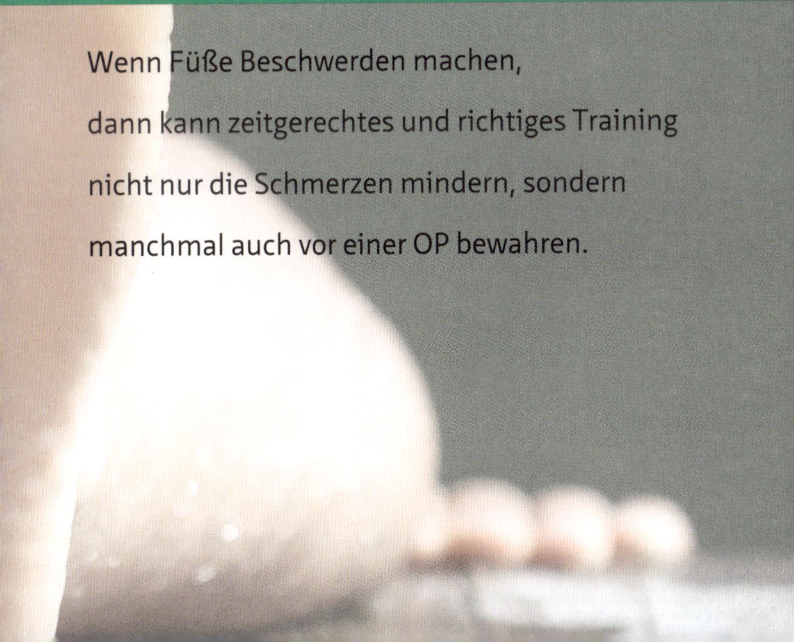

So sieht ein gesunder Fuß aus

Du hast jetzt bereits viel darüber gelesen, wie unser Fuß funktioniert. Aber wie wir schon beim richtigen Gehen und Stehen gelernt haben, ist für die korrekte Ausrichtung nicht nur der Fuß, sondern die ganze Beinachse sowie die Stellung deines Beckens entscheidend. All diese Zusammenhänge sind enorm wichtig für deine (Fuß-)Gesundheit.

Doch wie sieht ein gesunder Fuß wirklich aus? Und wie soll die Stellung deines Beines und deiner Hüfte beschaffen sein, damit es zu keinen gesundheitlichen Problemen kommt? Ich möchte dich nochmals animieren, bereits auf deine Füße zu achten, bevor sie anfangen wehzutun. Ganz wichtig ist es, an dieser Stelle noch einmal zu erwähnen, dass dieser Ratgeber keinen Besuch beim Arzt oder Physiotherapeuten ersetzen kann.

Anatomie der Fußknochen

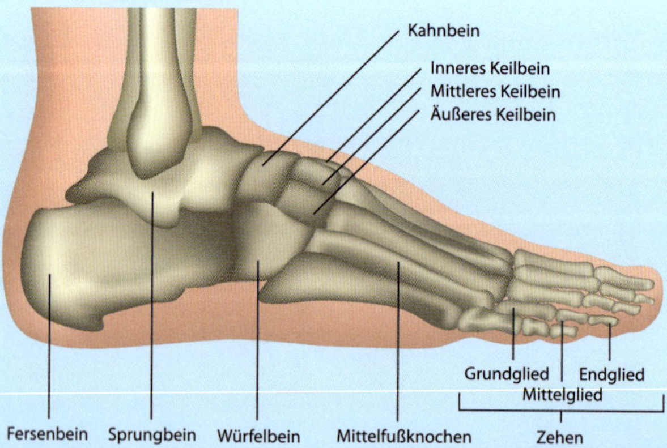

Daran erkennst du anatomisch koordinierte Beine und Füße:

Die korrekte Stellung des Beins

- Sprung, Knie und Hüftgelenk stehen lotrecht übereinander.
- Die Kniescheiben stehen in die gleiche Richtung wie die Füße, nicht in unterschiedliche Richtungen.
- Die Knie sind im Stand nicht durchgedrückt.
- Bei geschlossenen Füßen berühren sich Knie und Fußknöchel (Abweichungen sind dann X-/O-Beine).
- Die Oberschenkel drehen tendenziell nach außen und die Unterschenkel leicht nach innen.

Die korrekte Stellung des Fußes

- Das Fersenbein ist lotrecht, also gerade aufgerichtet.
- Die Achillessehne steht senkrecht.
- Der Vorfuß hat ein Quergewölbe, dieses dient als Stoßdämpfer.
- Die fünf Gelenkknöpfchen des Mittelfußknochens bilden einen harmonischen C-Bogen.
- Die Zehen sind lang, krallen nicht und haben Bodenkontakt.
- Auf der Innenseite des Fußes ist das Längsgewölbe sichtbar.
- Der Fuß wirkt als Ganzes spiralig verschraubt. Ferse dreht eher nach außen, der Mittelfuß und Vorfuß verschrauben sich zur Körpermitte.

Füße und Beinachsen: Der große Selbsttest

Nimm dir Zeit, um deine Füße und Beine genau zu betrachten und zu beobachten. Notiere dir gern auf einem Zettel, was dir auffällt. Vielleicht möchtest du ein paar Skizzen anfertigen.
Diese Beobachtungen können dir gute Anhaltspunkte darüber geben, wie es um deine Beinachsen und eventuelle Fußfehlstellungen steht. Am besten hältst du auch dein Smartphone bereit, sodass du dich mit der Selbstauslöser-Funktion filmen kannst (oder du bittest jemanden, dich zu filmen).

Teil 1: Deine Beine und Füße in der Selbstbeobachtung

Wir starten mit der Beobachtung deiner Beine (ziehe dir am besten eine kurze Hose dazu an). Stelle dich gerade mit geschlossenen Füßen vor einen Spiegel, belaste beide Beine gleichermaßen und kontrolliere den Idealzustand:

- Der Oberschenkel dreht sich tendenziell etwas nach außen.
- Der Unterschenkel dreht sich leicht nach innen.
- Die Füße sind aufgerichtet und zeigen in dieselbe Richtung wie die Knie.

- Die Kniescheiben stehen in der Mitte.
- Berühren sich deine Knie, die Wadenmuskeln sowie die Innenknöchel beider Sprunggelenke?

Die häufigsten Achsenabweichungen der Beine sind O- und X-Beine.

O-Beine: Die Fußinnenknöchel berühren sich, nicht aber die Knie. Sehr oft schielen die Knie nach außen, die Knie können leicht wegknicken.

X-Beine: Die Knieinnenseiten berühren sich, nicht aber die Fußinnenknöchel. X-Beine treten oft in Kombination mit Knickfüßen (→ Seite 119 ff.) auf, der Fuß knickt nach innen weg. Oft weisen dann auch die Knie eine Einwärtsdrehung auf, dies kann in weiterer Folge zu Knieschmerzen führen.

Gerade Beinachsen machen 50 % der anatomisch korrekten Beinkoordination aus

O- und X-Beine oder verdrehte Beinachsen **belasten** die Kniegelenke

◯ Oberschenkel dreht nach außen
◯ Unterschenkel dreht nach innen
◯ Vorfuß dreht nach innen
Ferse steht im Lot

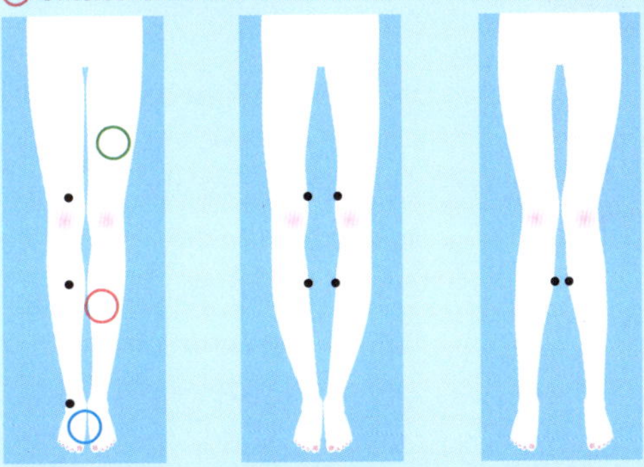

Normal | O-Beine | X-Beine

Die drei Referenzpunkte sollten sich im gestreckten Stand berühren:

- Knieinnenseite
- Wadenmuskeln
- Innenknöchel beider Sprunggelenke

Es ist daher immer ratsam zu prüfen, wie es um deine Beinachsen steht. Die Ursachen für Fehlstellungen der Beinachsen können im Hüftgelenk, in den Füßen oder im Kniegelenk selbst liegen. Du kannst zur besseren Veranschaulichung die Grafik (→ Seite 97) zurate ziehen. Hier siehst du die Verschraubung der Beinachsen noch einmal verdeutlicht.

Deine Beinachsen in Bewegung

Nun sollst du herausfinden, wie deine Beinachsen in Bewegung aussehen, dieser Test ist vor allem für Läufer interessant. Aber auch Nicht-Läufer sollten um ihre Beinachsen – auch in Bewegung – wissen. Denn koordinierte Beinachsen sind eine aktive Verletzungsprophylaxe beim

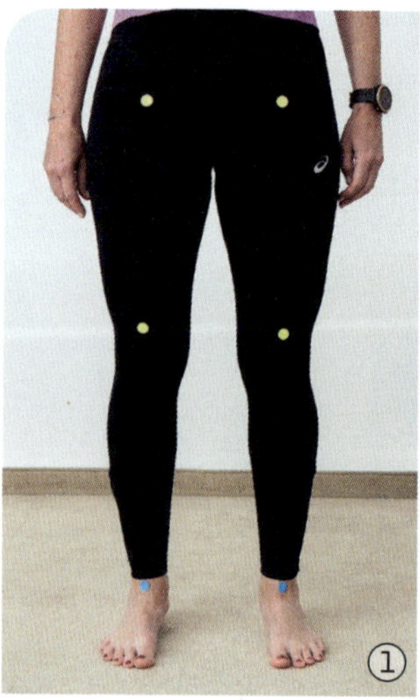
①

Sport und sichern dein Kniegelenk im Alltag.
Für die Beobachtung benötigst du selbstklebende Leuchtpunkte, diese gibt es in jedem Papiergeschäft oder bei Bürobedarf zu kaufen. Die Anregung zu dieser Übung kommt ebenfalls aus der Spiraldynamik®: Klebe – noch besser ist es, du lässt dir die Leuchtpunkte von jemand anderem aufbringen – auf jedes Bein jeweils

einen Leuchtpunkt auf die Mitte des Fußgelenks, auf die Mitte der Kniescheibe und auf die Mitte der Leistenregion.
Auf der Abbildung siehst du, wo du die Leuchtpunkte genau anbringen musst. Stelle dich nun vor einen Spiegel und sieh dir die Leuchtpunkte an. Dann laufe auf eine Person zu, die dich dabei filmt. Sowohl im Stehen als auch im Gehen sollten die Leuchtpunkte bei geraden Beinachsen immer übereinanderliegen.

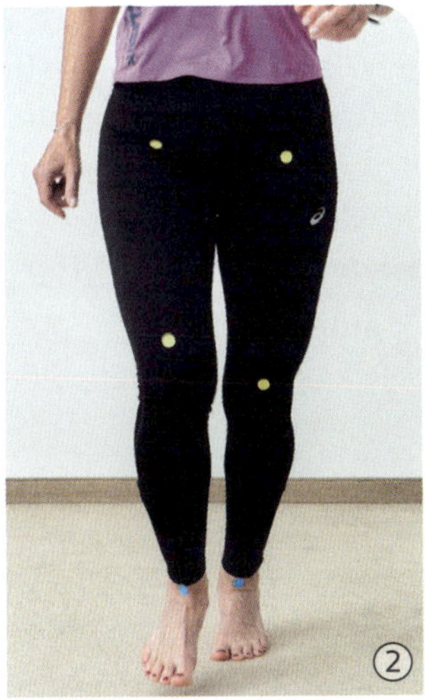

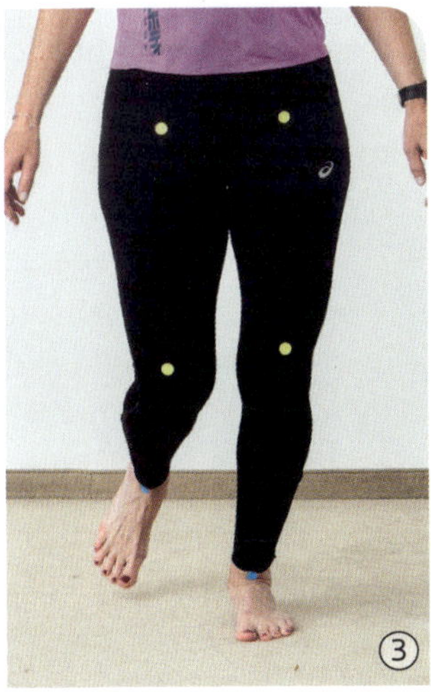

① *Beinachse in Bewegung: Ausgangsstellung*

② *Beinachse in Bewegung: gerade*

③ *Beinachse in Bewegung: mit Tendenz zum X-Bein*

Ein Blick auf die Füße

- Wie sieht die Haut an deinen Füßen aus?
- Fallen dir Rötungen auf oder Hornhaut?
- Kannst du alle Glieder deiner Zehen gut bewegen? Fällt dir irgendwo eine gewisse Steifheit auf?
- Liegen deine Zehen lang und locker am Boden oder krallen sie?
- Hattest du in letzter Zeit Schmerzen beim Gehen oder Laufen?
- Spürst du Schmerzen im Bereich der Ferse?
- Schmerzen beim oder nach dem Sport in Füßen, Sprunggelenken oder Unterschenkeln? Falls ja, wo und bei welcher Gelegenheit ist dir das aufgefallen?

Lass deine Füße von allen Seiten fotografieren oder filmen – aber das geht auch mit Selbstauslöser sehr gut. Und schau dir die Fotos genau an und gehe die Punkte zum Thema Fußstellung weiter oben noch mal durch. Stelle dich aufrecht hin:

- Stehen die Fersen gerade? (Das sieht man am besten, wenn du von hinten fotografiert wirst.)
- Verläuft die Mittellinie der Achillessehne senkrecht?
- Was passiert mit der Ferse, wenn du auf einem Bein stehst? Knickt sie dann weg? Falls ja, knickst du eher nach außen oder nach innen?
- Stelle dich auf deine Zehenspitzen. Wohin kippt deine Ferse? Zeigt sie nach außen, oder bleibt sie gerade?
- Bleibt das Fersenbein lotrecht, also aufgerichtet?

Teil 2: Wie und wo belastest du deinen Fuß?

Im zweiten Schritt schauen wir uns nun an, wie du deinen Fuß belastest. Nimm dafür ein Stück Papier und setze deinen Fuß auf. Achte darauf, dass du den Fuß in deiner Gewohnheitshaltung aufs Papier stellst. Nun umrande deinen Fuß mit einem Filzstift.

- Markiere aus dem Gedächtnis, wie und wo du die Ferse spürst – hast du sie mehr innen oder mehr außen belastet?
- Wo spürst du den Vorfuß, wenn du stehst? Mach ein paar Schritte und fühle genau die Druckpunkte – dann zeichne ein, wo du deinen Fuß beim Gehen belastest.

Hier kommt nun die Auflösung, wo du – im Optimalfall – deinen Fuß belasten solltest: Drei Bereiche deines Fußes sollten den Boden deutlich berühren: die Ferse, das Großzehgrundgelenk sowie die Fußaußenseite mit dem Kleinzehgrundgelenk.

Belastungszonen

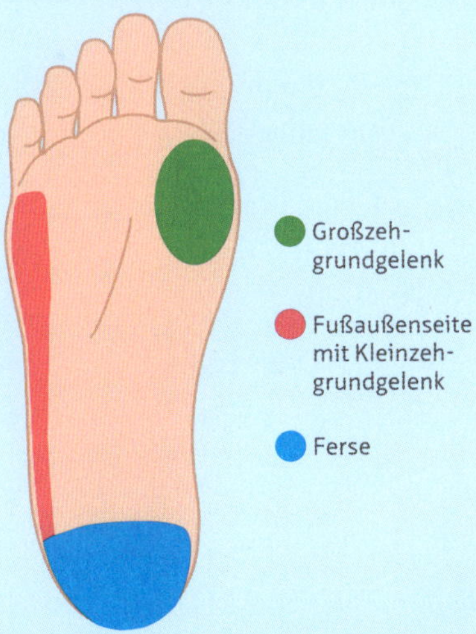

Teil 3: Leidest du an einer Fußfehlstellung?

Jeder Fuß ist anders und hat natürlich auch individuelle Bedürfnisse. Nur wenn du das beachtest, kannst du deine Fußgesundheit gewährleisten. Daher ist es wichtig zu wissen, ob dein Fuß bereits eine Fehlstellung aufweist. Am einfachsten kannst du dies mit folgendem Test feststellen: Schau dir an, welchen Abdruck deine Füße am Boden hinterlassen, so siehst du, wie du deinen Fuß tatsächlich belastest. Du kannst mit Fingerfarbe deine Fußsohle bestreichen und auf einem weißen Blatt Papier einen Abdruck deiner Füße herstellen. Alternativ kannst du dich mit feuchten oder eingeölten Füßen auf ein Blatt saugfähigen Papiers stellen und den Abdruck deiner Füße nachzeichnen.

Dein Fußabdruck

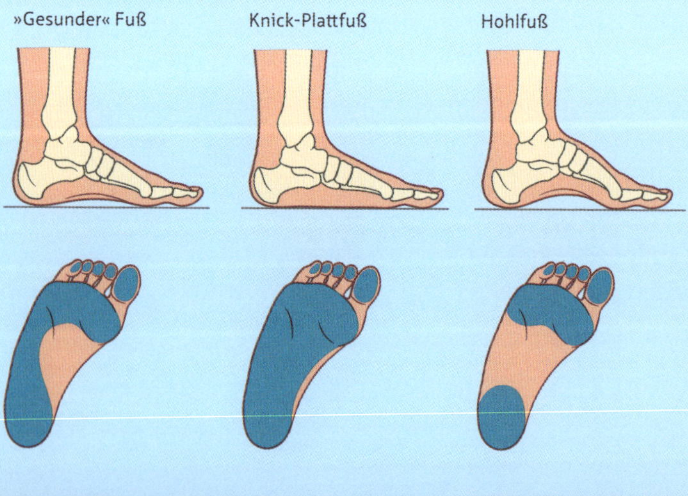

Folgende Varietäten können sich zeigen:

- Hohlfuß: Im Abdruck liegen meist nur die Zehen und die Ferse am Boden auf.
- »Gesunder« Fuß: Der Abdruck auf der Sohle ist durchgehend, nur an der Innenseite hebt sich das Gewölbe. Alle Zehen zeichnen sich ab.
- Knick-Plattfuß: Der Abdruck der Sohle ist vergrößert.

Wichtig: Du kannst bei diesem Test eine Tendenz zu einer möglichen Fußfehlstellung feststellen. Natürlich muss diese immer von einem Arzt untersucht und abgeklärt werden. Vielleicht hattest du nach Durchsicht dieses Ratgebers bisher auch schon einige Aha-Momente, was deine Füße oder dein Gangbild betrifft. Es gibt viele unterschiedliche Formen, auch weniger drastische als jene hier gezeigten. Im nächsten Kapitel findest du die unterschiedlichen Fußfehlstellungen sowie möglichen Zehendeformationen wie die des Hallux valgus, aber auch Fersenschmerzen wie den Fersensporn genauer beschrieben, du lernst dazu passende Fußübungen kennen.

Mein großes Anliegen ist die Prävention: Nimm deine Füße im wahrsten Sinne des Wortes schon »in die Hand«, bevor sie zu schmerzen beginnen. Gerade wenn du viel stehst, vielleicht berufsbedingt oft zu enge oder unbequeme Schuhe trägst oder einfach viel auf den Beinen bist – es lohnt sich immer, täglich einige Minuten deiner Zeit deinen Füßen zu schenken.

Wenn die Füße wehtun

Nach dem Test weißt du nun schon viel genauer, wie es um deine Füße steht. An dieser Stelle sei noch einmal erwähnt, dass dieser Ratgeber keinen Besuch beim Facharzt oder Therapeuten ersetzt, wenn du Schmerzen hast, sondern dir eine Hilfestellung dabei geben soll, Kenntnis um deine Fußgesundheit zu erlangen und dauerhaft mit gesunden Füßen durchs Leben zu gehen.
Ich habe mich in diesem Buch auf die häufigsten mir bekannten Beschwerdebilder fokussiert, es gibt natürlich einige weitere Fußpathologien, welche hier unerwähnt bleiben.
Bevor wir uns nun die Fußfehlstellungen weiter ansehen, auf Zehendeformationen wie den Hallux valgus oder andere Fußprobleme eingehen, noch ein paar Worte, Anmerkungen und Übungen zu den Beinachsen, die mir sehr am Herzen liegen.

Die Wichtigkeit der Beinachsen

Warum sind korrekte Beinachsen so entscheidend? Bei jedem Schritt, den wir gehen, wechseln sich das Spiel- und das Standbein ab. Über den Fuß des Standbeins bist du mit dem Boden im Kontakt, das Spielbein hingegen schwingt von vorn. Stabilität im Bein hast du aber nur dann, wenn die Beinachsen gerade sind und du auf keine Seite hin einknickst.

Für eine gesunde Beinachse ist daher die Stellung des Oberschenkels im Hüftgelenk entscheidend sowie die Belastung der Füße. Ein Training der Beinachsen kräftigt die stabilisierende Muskulatur der Beinachse und verbessert die Koordination der Muskulatur. Auch die Stellung deines Beckens hat einen entscheidenden Anteil daran, dass die Belastung deiner Knie und Füße gemindert wird. Wenn deine Wirbelsäule nicht aufgerichtet ist und dein Becken nach vorn gekippt ist (Hohlkreuz), können auch deine Füße nicht gesund bleiben. Nach innen gedrehte Oberschenkel können ebenfalls das Knicken der Füße begünstigen. Beschwerden an den Füßen, den Knien oder den Hüften sind ein klassisches Henne-Ei-Dilemma.

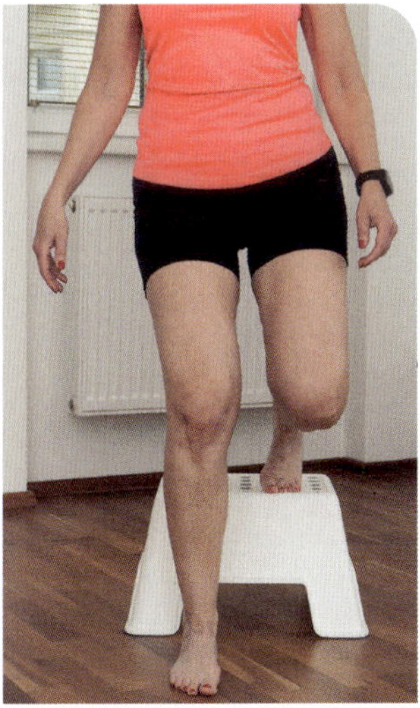

Stabile und gesunde Knie können nur durch die Koordination von Hüften, Beinen und Füßen auf Dauer erreicht werden. Wenn der Oberschenkel nach außen dreht und der Unterschenkel nach innen, können sich die Kreuzbänder vom Knie umeinanderwickeln. Das Kniegelenk wird so stabilisiert.
Lass dich einmal dabei filmen, wie du Stufen

hinunter- oder hinaufsteigst. Schauen deine Knie dabei in die gleiche Richtung? Knicken sie ein, sobald du dein Gewicht verlagerst?
Um aufgerichtet und koordiniert gehen und stehen zu können, brauchst du ein gutes Fundament – deine Füße! Bei Knick- und/oder Spreizfüßen ist diese Stabilität des Fußes nicht mehr gegeben. Weitere Fehlstellungen oder Zehendeformationen sind somit schon fast vorprogrammiert (Hallux valgus, Krallenzehen etc.). Auch andere Fuß- und Beinbeschwerden wie zum Beispiel der Fersensporn oder das Schienbeinkantensyndrom können ihren Ursprung in einer Fußfehlstellung haben.

AKTIVIERUNG DES UNTERSCHENKELS

Bei einer geraden und koordinierten Beinachse hat der Oberschenkel eine leichte Rotation nach außen.
Der Innenschenkel hingegen ist etwas nach innen gedreht. (→ Grafik, Seite 97).
Um die aktive Innenrotation deines Unterschenkels besser wahrnehmen zu können, gibt es hier eine gute Übung aus der Spiraldynamik®.

Setze dich auf einen Sessel oder Hocker. Dein Oberschenkel sollte dabei leicht nach außen gedreht sein → Abb. ①.

Nun umfasse mit deiner Hand den oberen Teil des Unterschenkels. Drehe den Unterschenkel leicht nach außen, der Fuß folgt und gleitet mit auswärts.

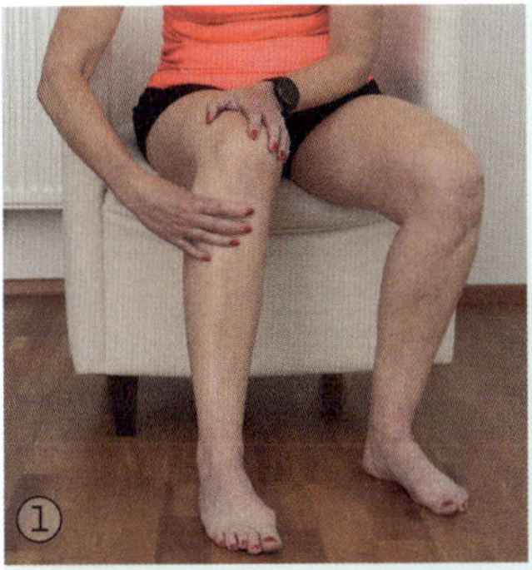

①

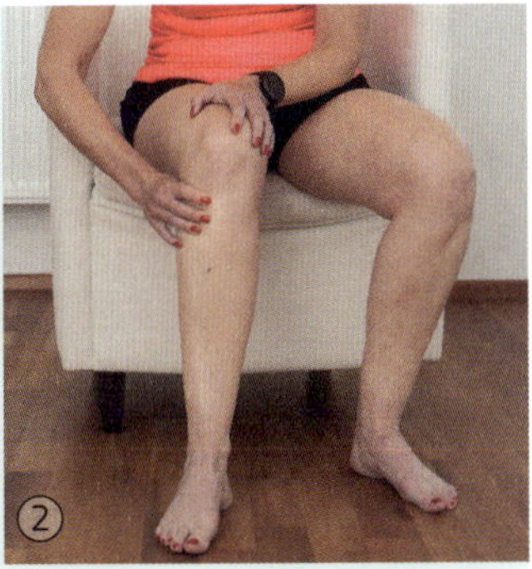

②

Drehe den Unterschenkel nun aktiv mithilfe der Hände nach innen.

Meistens fällt die Außendrehung leichter, konzentriere dich daher besonders auf die Drehung nach innen → Abb. ②.

Wichtig: Die Bewegung sollte hauptsächlich aus dem Knie kommen.

Durch gezieltes Beinachsentraining kannst du auch Knieproblemen vorbeugen, denn: Eine Fehlbelastung im Fußbereich wirkt sich oft negativ auf die Knie aus. Regelmäßiges Training für die Beinachsen ist daher sowohl für die Knie- als auch für deine Fußgesundheit notwendig. Die folgenden beiden Übungen eignen sich sehr gut, um mit wenig Aufwand deine Beinachsen zu trainieren. Für diese Übung benötigst du ein Ring- oder Miniband (Thera-Band).

KNIEBEUGEN MIT THERA- ODER MINIBAND

Bringe das Miniband etwas über Kniehöhe und führe dann hüftbreit die Kniebeuge aus. Um deinen Rücken dabei möglichst gerade und in Länge zu halten, kannst du deine Hände auf deine Lendenwirbelsäule abstützen. Achte dabei darauf, dass die Ferse unter Belastung nicht knickt und du das Miniband immer in Spannung hältst und es dabei leicht nach außen ziehst. Beide Knie zeigen immer gerade nach vorn.

Du kannst bei der tiefen Kniebeuge mit dem Thera-Band einerseits deine Beinmuskulatur trainieren, andererseits auch die Belastung deiner Füße. Denke auch hier wieder

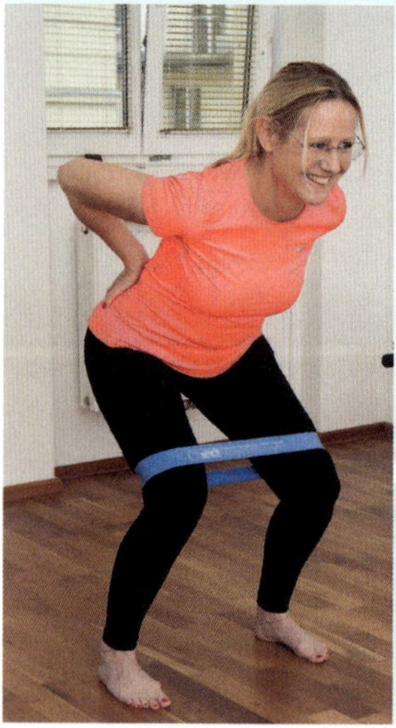

an die Belastungspunkte des Fußes: Großzeh- sowie Kleinzehgrundgelenk werden gleichmäßig belastet. Die Ferse bleibt dabei aufgerichtet. So beugst du auch dem Knickfuß (→ Seite 119 ff.) vor, beziehungsweise kannst dieses Training auch bei Knickfüßen ausführen.

Wiederhole die Übung 15-mal, mache dann eine kurze Pause und trainiere noch zwei Runden!

STABILITÄTSTRAINING

Für dieses Stabilitätstraining benötigst du einen kleinen Hocker, oder aber du führst die Übung an einer Stufe auf. Du trainierst hierbei die Stabilität deiner Beinachsen unter Bewegung.

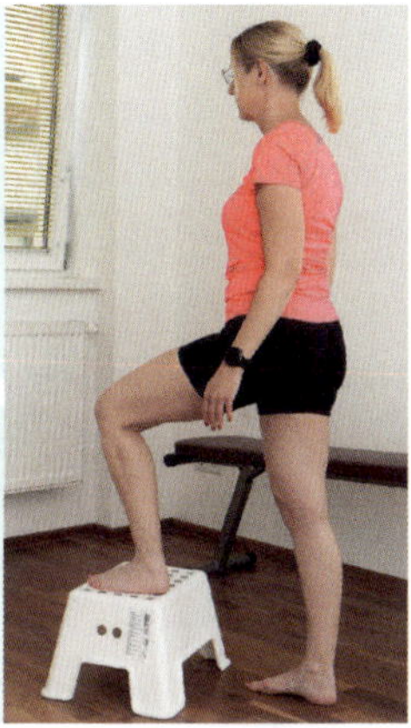

Stelle dich mit dem linken Fuß auf eine Erhöhung (Hocker oder Stufe). Dein Fuß ist gerade ausgerichtet, die Kniescheibe zeigt nach vorn.

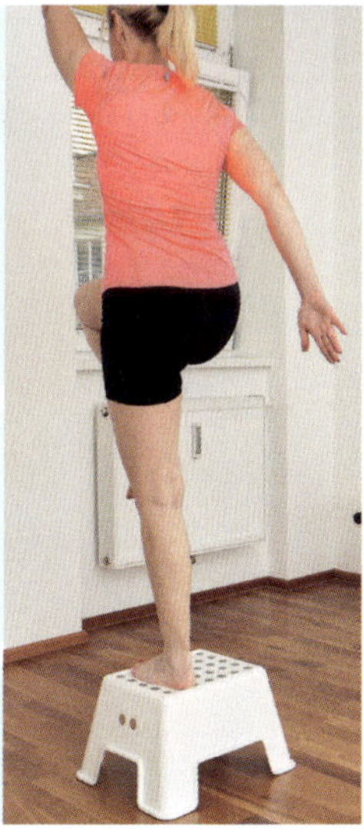

Ziehe nun dein rechtes Bein hoch. Das linke Bein bleibt stabil, die linke Ferse steht weiter im Lot. Die rechte Kniescheibe zeigt gerade nach vorn. Du kannst deine Arme diagonal zur Übung mitnehmen. Die Wirbelsäule ist lang, das Becken aufgerichtet.

Halte diese Stellung für einen Moment und spüre die Stabilität deines Beines. Dann bringst du das rechte Bein wieder auf den Boden.

Wiederhole die Übung 15-mal pro Bein.

Der Spreizfuß

Der Spreizfuß ist eine Fußfehlstellung, bei der sich die Mittelfußknochen immer weiter auseinanderbewegen. Etwas einfacher ausgedrückt: Dein Vorfuß wird immer breiter, da die Mittelfußknochen im Bereich der Grundgelenke auseinanderdriften. Dein Fußabdruck wirkt im Bereich des Vorfußes verbreitert, die leichte Quergewölbestruktur des Fußes ist nicht mehr zu erkennen. Durch die Drucküberlastung bildet sich oft mehr Hornhaut an der Fußsohle. Wenn die Köpfchen der zwei bis fünf Mittelfußknochen überlastet sind, so nennt man dies Metatarsalgie (Vorfußschmerz).

Ein entscheidendes Symptom für den Spreizfuß sind Schmerzen im Vorfußbereich (meist an der Fußsohle), die zunächst nur unter Belastung auftreten. Brennende Schmerzen bereitet der Spreizfuß oft nach langen

Der Spreizfuß

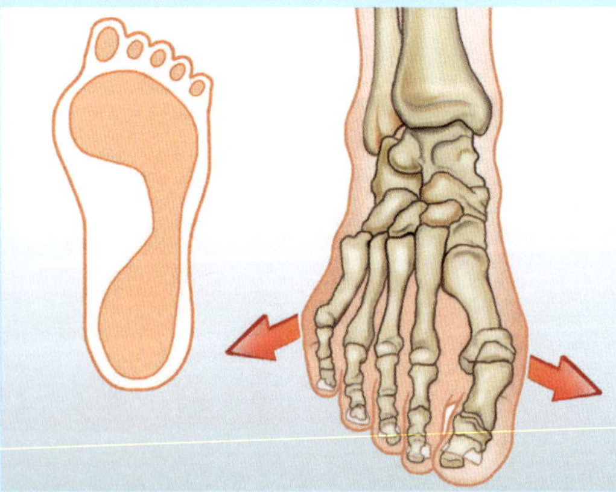

Spaziergängen oder Wanderungen, nach dem Tragen von Stöckelschuhen oder auch beim längeren Barfußgehen. Immer dann, wenn der Vorfuß längere Zeit belastet wird! Die Beschwerden nehmen in weiterer Folge auch im Alltag zu, und du bemerkst eine Deformität im Vorfuß – er wird immer breiter. Aus einem Spreizfuß kann sich in weiterer Folge ein Hallux valgus (→ S. 126 ff.) entwickeln. Eine Verbreiterung des Vorfußes geht auch oft mit einer weiteren Fußfehlstellung einher: dem Hohlfuß. Auch hier kommt zu viel Druck nach unten auf den Vorfuß.

Wodurch entsteht der Spreizfuß?

Stöckelschuhe, Übergewicht und eine schwache Fußmuskulatur können die Entstehung dieser Fußfehlstellung begünstigen. Ein Großteil der Personen in der westlichen Welt hat einen mehr oder weniger ausgeprägten Spreizfuß.

Was kann man dagegen tun?

Mit gezielten Übungen kannst du versuchen, die Muskulatur des Quergewölbes wieder besser anzusteuern und zu kräftigen. Mithilfe einer konsequent durchgeführten Fußgymnastik, kannst du ein weiteres Verbreitern des Fußes verhindern und die Fußmuskeln stärken. Habe Geduld, und gib nicht auf, auch wenn es am Anfang schwerfällt. Zusätzlich ist es empfehlenswert, über die Anpassung von podologischen Einlagen nachzudenken (→ Interview, Seite 60 f.).

MOBILISATION DES QUERGEWÖLBES

Wir starten damit, das Quergewölbe des Vorfußes zu aktivieren. Diese Übung ist übrigens auch bei bestehendem Hallux valgus oder bei Krallenzehen sehr zu empfehlen.

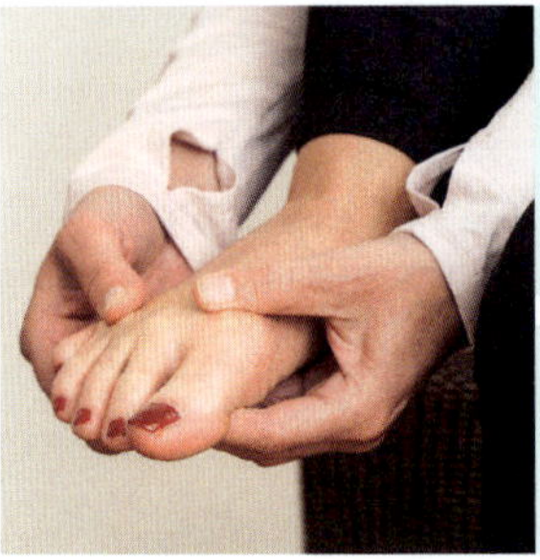

Nimm deinen Fuß in die Hand. Rolle die beiden Pole Großzeh- und Kleinzehgrundgelenk zueinander ein.

Spüre nun, wie sich ein C-Bogen im Quergewölbe bildet.

Um dir diesen noch besser vorstellen zu können, kannst du dabei an den Aufbau einer römischen Brücke denken. Versuche im zweiten Schritt, diese Brücke ohne die Finger zu halten.

Nun wollen wir die Muskulatur deines Vorfuß-Quergewölbes aktiv ansteuern und trainieren. Die folgenden drei Übungen sind einfach auszuführen und sehr effektiv. Du benötigst dafür: einen halben Tennisball oder eine halbe Walnussschale sowie einen kleinen Flummi. Wir starten mit einer Wahrnehmungsübung. Du kannst sie zu Hause am Boden, im Freien und gern auch im Sand ausführen.

SAND SCHAUFELN

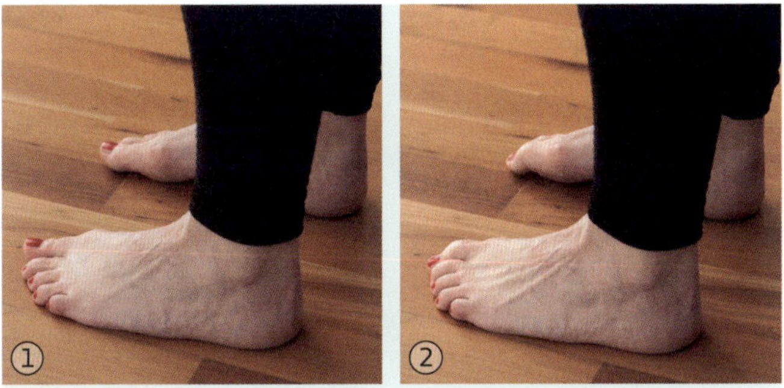

Stelle dich aufrecht hin. Die Belastung liegt mittig auf der Ferse, »im Lot stehend«; Großzeh-und Kleinzehgrundgelenk sind zu spüren → Abb. ①.

Stelle dir vor, dass du im angenehm warmen Sand stehst, und diesen Sand schaufelst du ganz locker mit deinem Vorfuß in Richtung Körpermitte. Verliere dabei nicht den Kontakt zu den Belastungspunkten.

Die Ferse bleibt während der gesamten Übung aufgerichtet, die Zehen sind locker und krallen nicht → Abb. ②.

Spüre den Aufbau deines Quergewölbes.

DER GREIFER

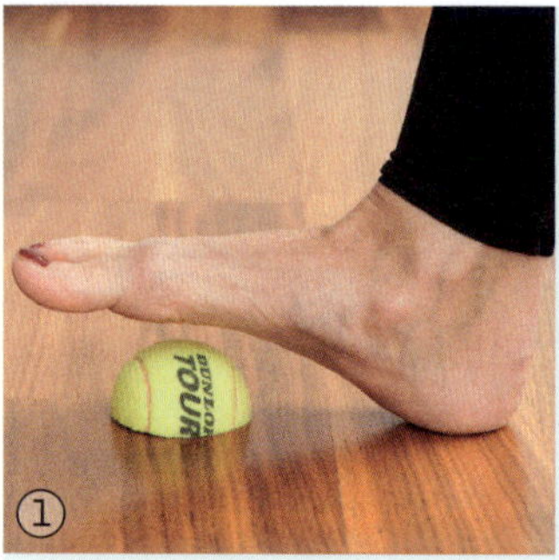

①

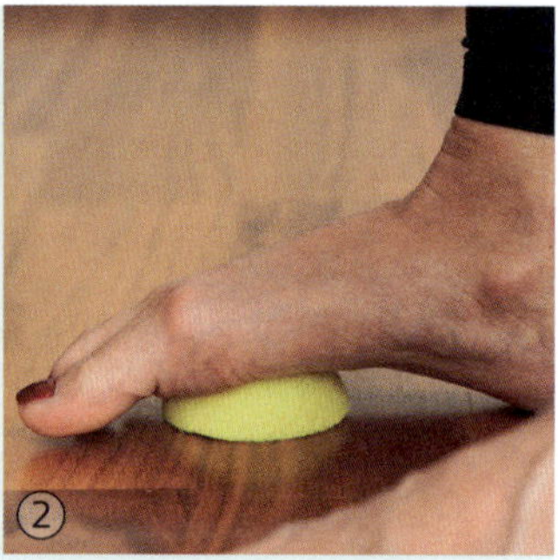

②

Für die folgende Übung benötigst du nun den halben Tennisball, alternativ kannst du auch eine halbe Walnussschale verwenden. Du kannst diese Übung im Stehen oder im Sitzen auf einem Sessel ausführen.

Lege einen halben Tennisball unter den mittleren Teil des Vorfußes. Die Ferse bleibt aufrecht am Boden, während der Fuß ohne Druck den Ball mit Groß und Kleinzehenseite umgreift → Abb. ①.

Die Zehen bleiben locker und lang gestreckt.

Behalte die Fußposition bei und verinnerliche die aufgebaute Quergewölbespannung → Abb. ②.
Hebe mit dieser Spannung den Fuß aus dem Sprunggelenk nach oben.

Wiederhole diese Übung 3-mal pro Fuß.

FLUMMI-POWER

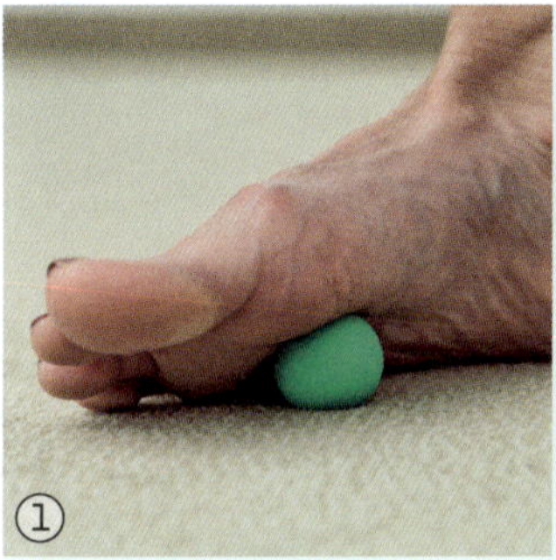

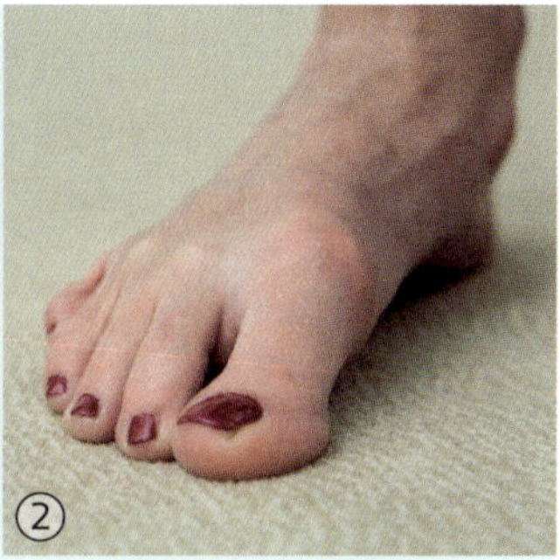

Für diese Übung brauchst du einen Flummi.

Setze diesen in den gespannten Übergangsbereich zwischen Rückfuß und Vorfuß → Abb. ①.

Schmelze mit deinem Fuß in den Flummi, während sowohl das Köpfchen des ersten und fünften Strahls guten Kontakt mit dem Boden aufnimmt → Abb. ②.

Du spürst den Aufbau des Vorfuß-Quergewölbes und steuerst mit der Übung die relevanten Muskelgruppen an. Beim Spreizfuß mit Hammerzehen oder Krallenzehen senken sich die Zehengrundgelenke zum Boden ab. Die Zehen krallen sich an.

DEHNUNG DER GELENKKAPSEL

Du kannst mit der folgenden Übung die geschrumpften Gelenkkapseln der Grundgelenke auf der Fußrückseite wieder aufdehnen. Bei dieser Übung ist es nicht ungewöhnlich, dass du einen Krampf in der Fußsohle bekommst, das ist aber kein Grund, die Übung nicht zu machen!

Setze dich auf einen Sessel und drehe deinen Fuß so, dass der Fußrücken zum Boden zeigt. Klappe deinen Fuß nun nach hinten unter den Sessel.

Spüre die Dehnung im Fußrücken.

Atme ruhig und entspannt und halte dies für 30 bis 60 Sekunden (gern auch länger).

Wiederhole die Übung am anderen Fuß. Du kannst diese Übung auch im Stehen ausführen.

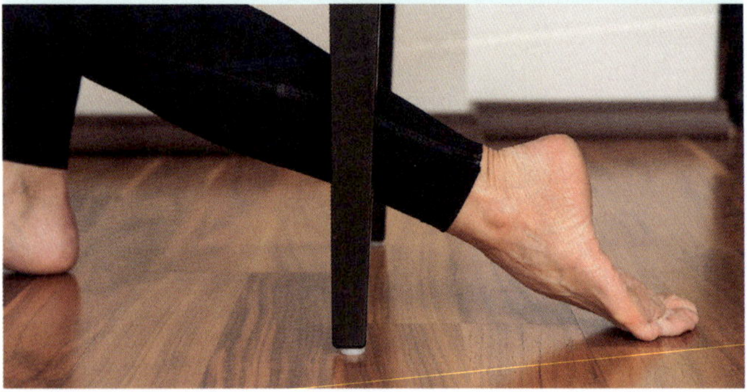

Senk- und Plattfuß

Wenn das Längsgewölbe des Fußes abflacht, entsteht ein Senkfuß, der Plattfuß ist die ausgeprägte Version davon. Wenn sowohl das Längs- als auch das Quergewölbe abflacht, so spricht man von einem Senk-Spreizfuß. Bei einem Senkfuß ist der Mittelfuß verbreitert, und das Fußgewölbe ist platt. Du kannst dies sehr gut an deinem Fußabdruck der Sohle erkennen (→ Seite 102 f.). Wenn man den Plattfuß von hinten betrachtet, so bleiben die Fersen nach innen geknickt.
Die Ferse gilt als Steuermann des Fußes, wenn sie knickt, dann verändert sich die Statik und die Belastung des ganzen Fußes.

Wodurch entsteht der Senkfuß?

Als Risiko für diese Fußfehlstellung gilt Übergewicht sowie eine schwache Fußmuskulatur, die zu einer permanenten Fehlbelastung führt.

Was kann man dagegen tun?

Beim Senkfuß gilt es, den Fuß wieder aufzurichten, daher sind alle Übungen zur spiraligen Verschraubung sehr gut dazu geeignet, die Wahrnehmung zur korrekten Ansteuerung und damit dem Aufbau vom Längs- und Quergewölbe des Fußes zu trainieren. Durch mehr Mobilität im Mittelfuß gelingt es dir besser, diese Verschraubung auch im Alltag beim Gehen und Stehen einzusetzen. Durch nachfolgende Übung lernst du auch noch

besser, den Bereich deines Fußes anzusteuern, welcher für diese Drehbewegung verantwortlich ist.
Tipp: Versuche, auch beim langsamen Barfußgehen die spiralige Verschraubung des Fußes bewusst einzusetzen. Du könntest zum Beispiel zu Hause den Gang zur Toilette als Übungs-Catwalk für dich nutzen.

LIFT FAHREN

Du kannst auch ganz einfach deine Wahrnehmung schulen, um das Längsgewölbe wieder aktiv aufrichten zu lernen.

Stelle dazu deinen Fuß vor dich auf den Boden.

Halte die Ferse gerade, belaste das Großzeh- sowie das Kleinzehgrundgelenk. Stelle dir vor, dass du an deinem inneren Knöchel einen Lift hast, der nach oben fährt. Du steuerst dabei den im Bild rot eingezeichneten Bereich deines Fußes an (dieser nennt sich Kahnbein und liegt etwa zwei Fingerbreit vor dem Innenknöchel).

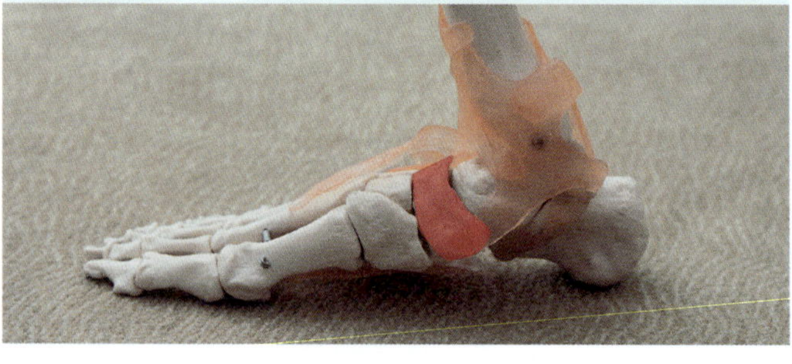

Du spürst nun, wie sich das Längsgewölbe aufbaut, und kannst optimal die spiralige Verschraubung bei aufgestelltem Fuß üben.

Versuche, diese Übung immer wieder untertags einzubauen.

Knickfuß

Bei einem Knickfuß erscheint die Ferse nach außen gekippt, der Innenknöchel tritt dann stärker hervor. Wenn man die Ferse beim Knickfuß von hinten betrachtet, steht diese schräg. Der Fuß knickt dann unter Belastung ein.

Wodurch entsteht der Knickfuß?

Sehr oft werden Knickfüße bereits im Kindesalter erworben, bis zur Einschulung richten sie sich oft von selbst wieder auf. Eine regelmäßige Kontrolle beim Kinderarzt, die auch eine Ganganalyse beinhaltet, ist daher empfehlenswert, denn so kann man Knickfüße schon frühzeitig erkennen und aktiv behandeln. Später korrigiert sich der Knickfuß leider nicht mehr spontan. Auch nach innen gedrehte Oberschenkel können das Knicken der Füße begünstigen. Es empfiehlt sich daher, nicht nur den Fuß isoliert zu betrachten, sondern auch zu kontrollieren, wie es um die Außendrehung des Oberschenkels bestellt ist (→ Seite 96 ff.).

Was kann man dagegen tun?

Die Ferse gilt für unseren Fuß als Steuermann, und ihr kommt gerade beim Knickfuß eine große Bedeutung zu. Eine gerade gerichtete Ferse (samt gerader Achillessehne) beim Gehen, Laufen und Stehen ist das Ziel aller Übungen. Wenn die Ferse knickt, dann verändern sich nämlich die Belastung und die Statik des gesamten Fußes.

AUSRICHTUNG DES FUßES

Mit dieser kurzen Wahrnehmungsübung kannst du erkennen, wie sich dein ganzes Bein durch die korrekte Ausrichtung verändern kann.

Deine Füße stehen hüftbreit auseinander. Aktiviere nun bewusst deine Oberschenkelknochen in eine leichte Außenrotation, die Kniescheibe zeigt gerade nach vorn, das Schienbein ebenso.

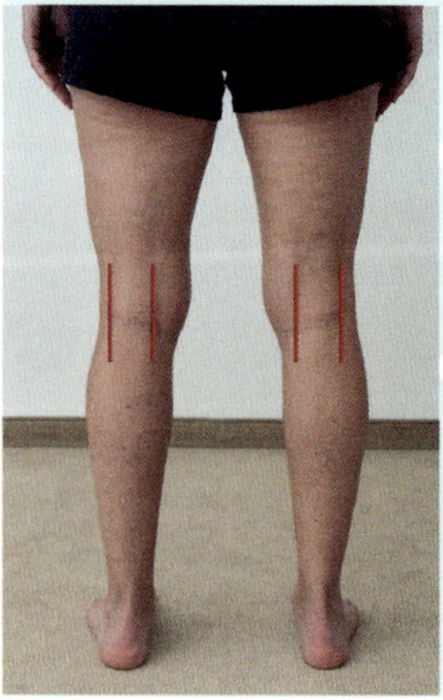

Halte nun den Kontakt mit dem Großzehgrundgelenk und richte die Ferse auf.

Lass dich von hinten fotografieren: Deine Kniekehlen sollten wie auf dem Bild schnurgerade nach hinten zeigen.

Spüre, wie sich die Aufrichtung deines Fußes, aber auch die Ausrichtung deines Beines ändert.

Du bekommst durch diese Übung ein Gefühl dafür, wie sich eine korrekte Verschraubung deines Beines und deines Fußes anfühlt.

Die Beinachse spielt also oft eine wesentliche Rolle dabei, dass deine Füße nach innen knicken.
Folgende Übungen aus den vorherigen Kapiteln eignen sich auch sehr gut, um die Stabilität der Ferse zu trainieren: Kniebeuge mit Miniband, Einbeinstand im Badezimmer. Zusätzlich kannst du auf einem labilen Untergrund (Mattenrolle, Kissen oder Balance Pads aus Schaumstoff) stehen beziehungsweise in weiterer Folge unter Belastung im Einbeinstand balancieren, um dabei die Stabilität deiner Ferse unter Belastung im Alltag zu trainieren – aber auch, um die Tiefenwahrnehmung (das sogenannte propriozeptive Training) zu schulen. Auch die Übung für kräftige Sprunggelenke ist bei Knickfüßen zu empfehlen.

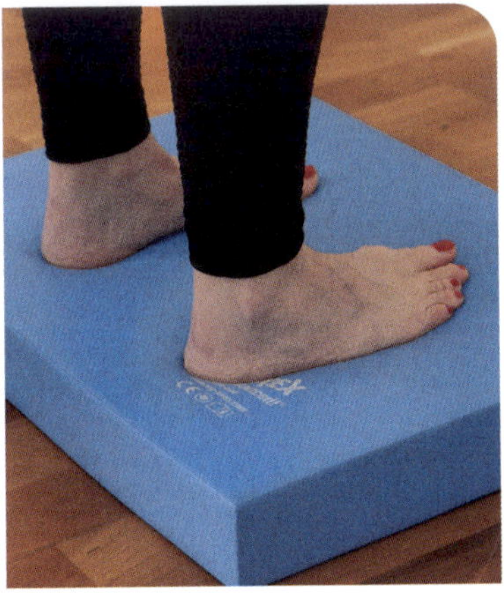

STABILITÄT FÜR LÄUFER

Eine weitere effektive Übung, um die Belastung deines Fußes in Bewegung zu trainieren, ist das Seilspringen (barfuß, → auch Seite 84 f.). Beim Barfuß-Seilspringen kannst du dein Längsgewölbe stabilisieren und die Stabilität deiner Fußgelenke trainieren.
Wichtig: Diese Übung eignet sich allerdings nicht bei Übergewicht, Hallux valgus oder einem Spreizfuß.

Belaste bei jedem Sprung den Vorfuß, den Großzeh- und Kleinzehballen mit kurzem Bodenkontakt. Das Fersenbein bleibt dabei von hinten betrachtet gerade im Lot.

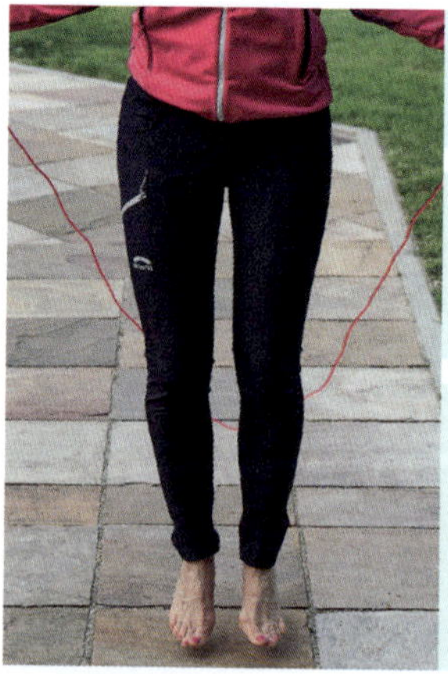

Springe locker und leichtfüßig wie eine Feder.

Belaste die Innen- und Außenkante des Fußes gleichmäßig.

Steigere langsam die Dauer, denn wie immer gilt: Die Fußgelenke und die Fußmuskulatur müssen sich erst an diese neuen Reize gewöhnen.

Tipp: Wenn du das Gefühl hast, dass du das Seilspringen verlernt hast, kannst du einfach mit einem imaginären Seil losspringen.

Der Hohlfuß

Wenn du dir die unterschiedlichen Fußabdrücke aus dem dritten Teil des Selbsttests (→ Seite 102 f.) in Erinnerung rufst, dann kannst du dir den Hohlfuß als biomechanisches Spiegelbild zum Senk-Plattfuß vorstellen. Du siehst am Sohlenabdruck meist nur die Zehen und die Ferse, da das Längsgewölbe zu hoch und zu fest ist. Der Fußabdruck wirkt zweigeteilt, da der Mittelfuß sozusagen in der Luft hängt. Der Rist wölbt sich am Fußrücken nach oben, sodass das Aufprallen am Boden nicht mehr richtig abgefedert werden kann. Der Fuß verliert immer mehr an Mobilität. Das Vorfuß-Quergewölbe – der Stoßdämpfer des Fußes – verliert an Spannung. Ein Hohlfuß geht daher meistens mit einem Spreizfuß (der Vorfuß wird breiter) sowie Hammer- oder Krallenzehen einher – Krallenzehen entstehen durch eine Überstreckung der Zehen im Grundgelenk. Oft zeigen sich Druckstellen und Hühneraugen auf den Zehen. Insgesamt ist der Fuß bei dieser Fußfehlstellung sehr unbeweglich und steif, und du solltest immer wieder versuchen, deine Fußmuskulatur zu entspannen. Nachdem der Fuß durch seine Steifheit unbedingt wieder mehr Mobilität braucht, sind alle Übungen rund um die Fußverschraubung beim Hohlfuß sehr wichtig. Bei den Fußverschraubungen, die wir in den vorangegangenen Kapiteln betrachtet haben, geht es beim Hohlfuß immer darum, Länge in den Fuß zu bekommen, da dieser ein Zuviel an Spannung im Bereich des Längsgewölbes aufweist. Achte also immer darauf, dass du vom Gefühl her die Zehen noch weiter in die Länge bringst und sie daran hinderst zu krallen. Von der Vorstellungskraft her, solltest du immer versuchen, deinen Fuß in der Länge wachsen zu lassen.

Wodurch entsteht der Hohlfuß?

Wodurch ein Hohlfuß entsteht, ist noch ungeklärt, vermutlich spielt vor allem eine genetische Veranlagung eine Rolle.

Was kann man dagegen tun?

Der Hohlfuß braucht Entspannung, gönne ihm daher wohltuende Massagen. Wichtig dabei, dass du immer die Verlängerung des Längsgewölbes zu fördern versuchst. Bei allen Übungen zur Balance (also zum Beispiel Stehen im Einbeinstand oder Balancieren auf einem labilen Untergrund) solltest du darauf achten, dass dein Fuß mehr Länge braucht. Also ziehe die Zehen nach vorn und achte darauf, dass du dabei nicht krallst. Um dem Krallen der Zehen entgegenzuwirken, kannst du auch die Übung »Dehnung der Gelenkkapsel«, die du beim Spreizfuß kennengelernt hast (→ Seite 116), machen.

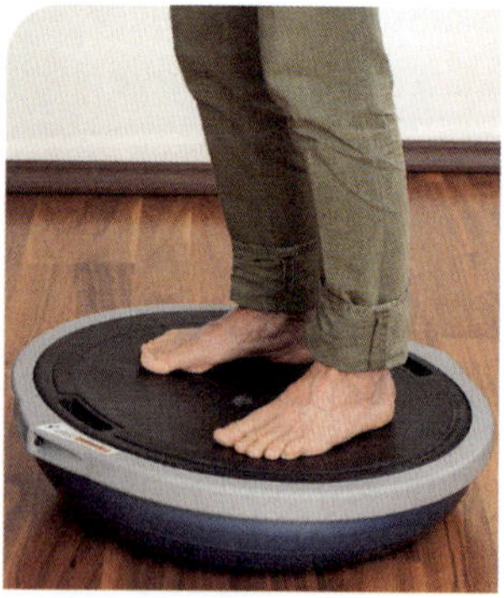

FUßVERSCHRAUBUNG

Diese Übung ist eine der Basisübungen des 3D-Bewegungskonzepts, das der Spiraldynamik zugrunde liegt (→ auch Seite 23). Ziel ist es, die Beweglichkeit im Mittelfuß zu fördern. Du kannst die Verschraubung gemütlich am Abend beim Fernsehen machen oder wann immer du die Möglichkeit hast, deine Füße in die Hand zu nehmen.

Umfasse mit einer Hand den Mittelfuß, mit der anderen fest die Ferse.

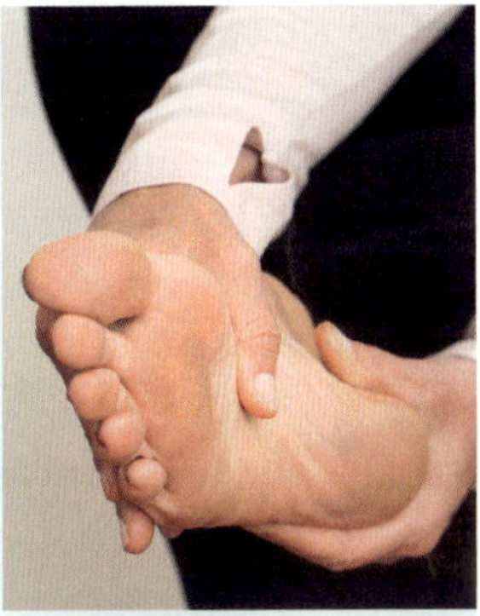

Drehe nun die Ferse nach außen und den Mittelfuß nach innen in Richtung Körpermitte. Wringe den Fuß wie ein Handtuch aus. Beim Hohlfuß ist es wichtig, dabei die Sohle zu entspannen und den Fuß zu verlängern, um Druck aus dem Fuß zu nehmen.

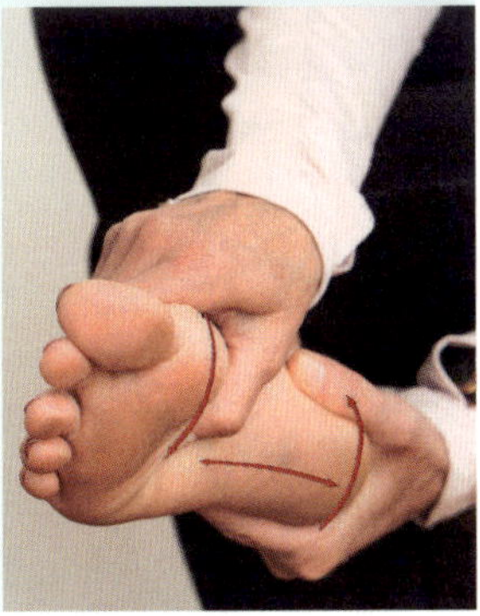

Verschraube den Fuß mehrmals pro Seite rhythmisch. Die Pfeile am Bild zeigen dir, in welche Richtung du deinen Fuß drehen und wie du die Länge des Längsgewölbes betonen kannst.

Hallux valgus – Fehlstellung der großen Zehe

Die häufigste Zehendeformation des Fußes stellt sicher der Hallux valgus dar. Hallux steht für die Zehe und valgus für »auswärts« oder »x-förmig«. Das bedeutet, dass deine Großzehe nicht mehr gerade steht, sondern in »Schieflage« geraten ist; sie neigt sich zur Kleinzehenseite. Die Funktion des Fußes wird beeinträchtigt, und auch das Gangbild verändert sich. Patienten mit Hallux valgus klagen oft über Schmerzen beim Gehen (meist in engen und harten Schuhen) im Ballenbereich. Oft zeigt sich auch eine Rötung rund um den Ballen, die meist durch einen Schleimbeutel verursacht wird. Dieser Schleimbeutel wird vom Körper als Polster zwischen Haut und Knochen produziert. Über den Schuh kommt es beim Gehen zu einem Druck auf die Haut, welche dann auf den Knochen drückt, und durch diese Reibung kommt es als Reaktion des Körpers zur Bildung eines Schleimbeutels.

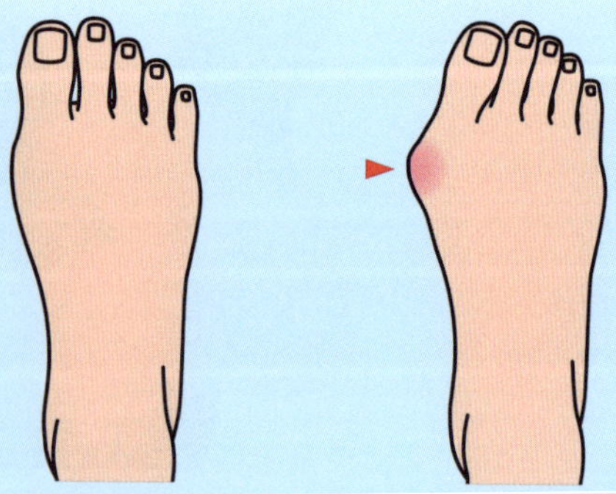

Normalstellung Hallux valgus

Im weiteren Verlauf der Fehlstellung beginnt der Vorfuß unten an der Sohle zu schmerzen, er wird breiter, und die Fehlstellung immer deutlicher sichtbar. Es können sich Hammer- und Krallenzehen bilden, und dann ist wirklich jeder Schritt mit Schmerzen verbunden. Diese Schmerzen müssen nicht sein, wenn du rechtzeitig reagierst!

Wodurch entsteht ein Hallux valgus?

Die Ursachen für die Entstehung eines Hallux valgus sind Fußfehlstellungen wie ein Spreiz- oder Plattfuß, eine falsche Schuhwahl oder aber (wenn auch nur im geringen Ausmaß) eine genetische Komponente.

Die genetische Komponente

Die Zehendeformation des Hallux valgus gibt es nicht erst seit heute: Schon in der Renaissance wurde Jesus beispielsweise mit einem Hallux valgus abgebildet. Denn Männer sind ebenso, wenn auch deutlich seltener, von der Zehendeformation betroffen. Bereits im letzten Jahrhundert wurden Untersuchungen bei Menschen durchgeführt, welche ohne Schuhe leben. Der Wiener Orthopäde Prof. Dr. Hans-Jörg Trnka: »Das Ergebnis zeigte, dass sieben bis zehn Prozent dieser Personen ebenfalls unter einem Hallux valgus litten, dies bestätigt die Vermutung einer gewissen erblichen Komponente. Wenn man die Patienten befragt, so erfährt man, dass oft die Oma oder Mama der Patientin ebenfalls unter einem Hallux valgus leiden oder gelitten haben. Dies ist aber eher bei Personen im jungen Alter zu beobachten, die eine Form eines jugendlichen Hallux valgus entwickeln.« Mit einer Kräftigung der Muskulatur kann man das Voranschreiten eines Hallux valgus zwar verhindern, die bereits bestehende Fehlstellung allerdings nicht beseitigen. Die bereits »schiefe« Zehe kann nicht mehr gerade werden. Wenn die Zehe schon einmal nach außen geneigt ist, haben die Beugesehnen einen sogenannten Bogeneffekt. Durch den Zug der Beugesehnen, die nicht mehr zentral unter dem Großzehengrundgelenk verlaufen, wird die Großzehe bei jedem Schritt nach außen gezogen und drückt dann das Großzehenköpfchen nach innen. Dies verursacht dann die sogenannte Ballen- oder Frostbeule. Wenn man versucht, die Muskeln, die wie ein Zügel bei einem Pferd ums Gelenk wirken, aktiv nach innen abzuspreizen, und den Muskelmantel somit stabilisiert, kann man die Schieflage der großen Zehe aufhalten.

Hallux valgus – ein weibliches Problem?

Der Hauptanteil der Personen, die einen Hallux valgus entwickeln, sind Frauen über 40 Jahre. Die Geschlechterverteilung liegt hier bei 1:9. Auch eine Schwangerschaft verändert den Fuß. Sehr oft hört man den Ausspruch »nach der Geburt meiner Kinder sind meine Füße größer geworden«. Experten bestätigen dies, denn einerseits wird das Bindegewebe der Frau hormonell bedingt durch die Schwangerschaft weicher, und andererseits drückt das zusätzliche Körpergewicht auf den Fuß, was zu Spreizfußbeschwerden während der Schwangerschaft führen kann. Durch die veränderte Hormonsituation in der Menopause kann es ebenfalls zu einem Absinken des Fußgewölbes, einem veränderten Abrollverhalten des Fußes und damit einhergehend zur Bildung eines Hallux valgus kommen. Eine präventive Fußgymnastik kann dabei helfen, das Fußgewölbe und den Rückfuß stabil zu halten, um eine Fehlstellung zu vermeiden.

Die Wahl des richtigen Schuhwerks

Die Wahl des Schuhs spielt bei der Entstehung eines Hallux valgus ebenfalls eine große Rolle (→ Seite 49 ff.). Wenn die Zehen in den Schuh gequetscht werden, führt dies zu Schmerzen und auf Dauer zu Fehlstellungen. Unser Fuß braucht ausreichend Platz im Schuh, um Deformationen der Zehen vermeiden zu können.

Fußfehlstellungen

Bei Fußfehlstellungen wie dem Spreiz- oder Knickfuß ist das Abrollverhalten über die Großzehe eingeschränkt. Die Großzehe rotiert dann bei jedem Schritt, bekommt Druck und deformiert sich weiter nach außen. Die Bänder und Sesambeine sind dann unter Belastung. Ein stabiler Rückfuß ist eine Möglichkeit, einen Hallux valgus zu vermeiden. Das bedeutet, wenn ein Hallux valgus korrigiert werden soll, so sollte auch ein bestehender Spreizfuß oder Plattfuß mitbehandelt werden, da sonst

die Wahrscheinlichkeit sehr hoch ist, dass der Schiefstand der großen Zehe nach einiger Zeit wieder auftritt. Vielerorts werden sogenannte Nachtschienen oder Zehenspreizer angeboten, um den Schiefstand der Zehe zu begradigen. Nachdem dies aber eine rein passive Behandlungsmethode ist, ändert dies nichts an der Abweichung der Zehe. Unmittelbar nach Ablegen der Schiene kehrt diese wieder in ihren Ausgangszustand zurück.
Eine aufgerichtete Ferse und ein aktives Fußgewölbe unterstützen dich dabei, die Stellung deiner großen Zehe zu verbessern. Die spiralige Verschraubung wieder zu erlernen ist daher besonders wichtig.
Ich habe dir hier noch eine Übung mitgebracht, mit welcher du die spiralige Verschraubung üben kannst. Bitte schau dir auch nochmals im ersten Kapitel (→ Seite 23) an, wie die Verschraubungsrichtungen sein sollen. Ziel der Übungen ist es, dass der Fuß lernt, wieder das Großzehgrundgelenk anzusteuern, während die Ferse stabil und aufgerichtet bleibt. Du erinnerst dich, die Mobilität der Bewegung geht vom Mittelfuß aus.

Was kann man dagegen tun?

Um den Hallux valgus zu vermeiden, ist ein stabiles Quergewölbe wichtig. Nachdem ein Hallux valgus immer in Kombination mit einem Spreizfuß auftritt (oft auch mit anderen Fußfehlstellungen), tun dir alle Übungen für den Spreizfuß gut, denn diese wirken der schwachen Muskulatur der Quergewölbestruktur entgegen.

DER FROSCH

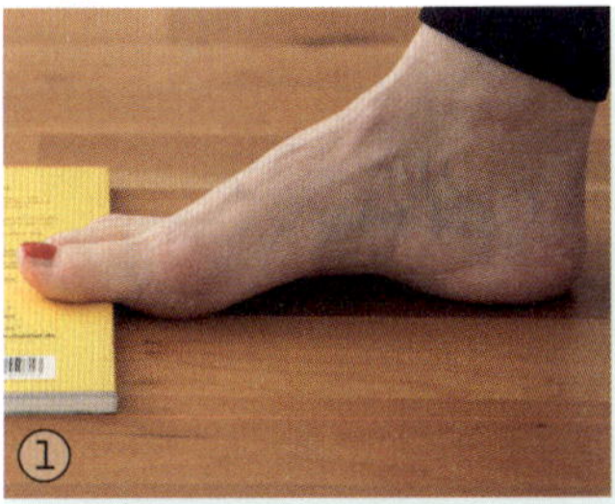

①

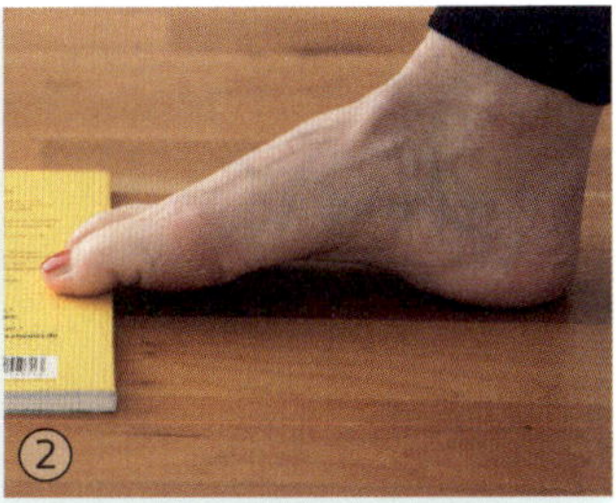

②

Diese Übung – bekannt aus der Spiraldynamik® – kannst du auch gut mit Kindern durchführen, auch sie stärken so spielerisch die Muskulatur des Quergewölbes. Am besten führst du den »Frosch« im Sitzen auf einem Stuhl aus.

Du benötigst ein dünnes Buch oder Brett, auf das du die Zehen stellen kannst. Drücke nun deine Zehenspitzen, ohne mit den Zehen zu krallen, auf das dünne Buch, das Gewicht des Fußes bleibt dabei aber eher auf der Ferse → Abb. ①.

Nun hebt sich der Vorfuß leicht ab, und das Quergewölbe des Fußes wird dabei aufgebaut. Du siehst, wie sich ein leichter Bogen spannt. Stelle dir nun vor, dein Fuß wäre ein Frosch, der nach vorn springen möchte und sich dabei vom Buch abstößt. Wenn du die Spannung langsam nachlässt, senkt sich dein Fuß wieder → Abb. ②.

Wichtig: Die Kraft beim Abstoßen sollte wirklich nur aus den Zehengrundgelenken kommen.

FUẞVERSCHRAUBUNG

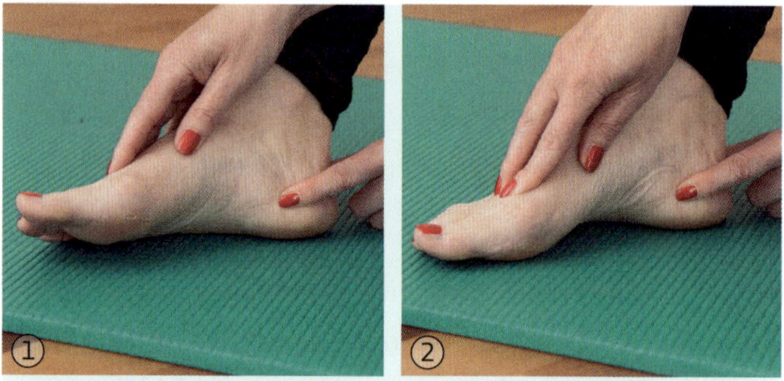

Du sitzt am Boden, dein Fuß liegt leicht mit der Außenkante auf dem Boden auf.

Gib mit deiner linken Hand den Impuls, dass die Ferse aufgerichtet bleibt → Abb. ①.

Nun soll sich der Vorfuß nach unten Richtung Matte schrauben, du kannst mit der Hand etwas nachhelfen, um diese Bewegung zu verinnerlichen → Abb. ②.

Das Großzehgrundgelenk berührt nun den Boden.

Wiederhole diese Fußspirale noch einige Male.

ZIELSICHERHEIT ÜBEN

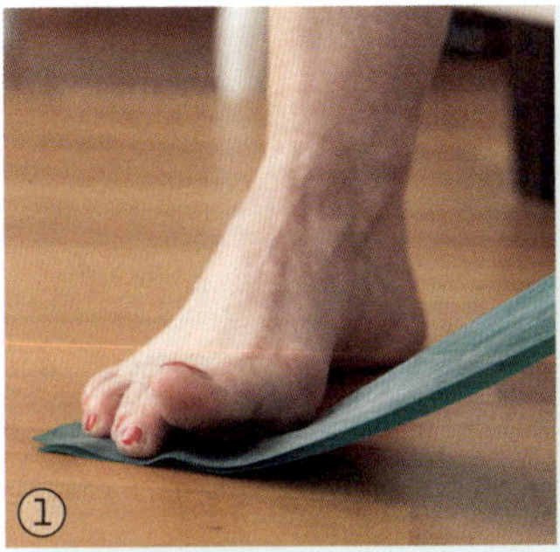

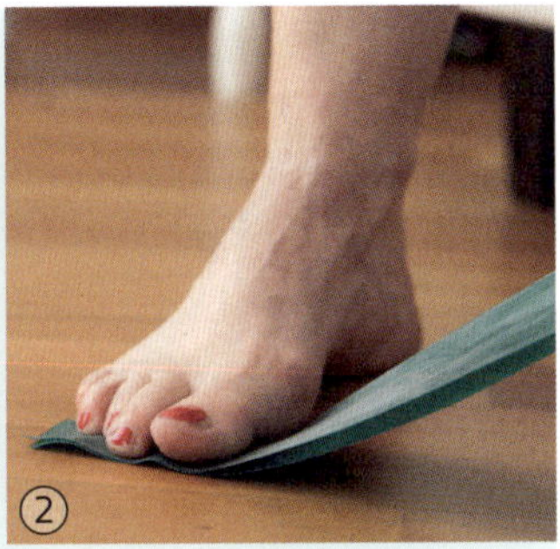

Mit dieser Übung kannst du das gezielte und gerade Ansteuern des Großzehgrundgelenks üben. Dafür brauchst du ein Thera-Band.

Setze dich auf einen Stuhl und stelle deinen Vorfuß auf das Band → Abb. ①.

Beuge dich etwas nach vorn und versuche, mit aufgerichteter Ferse und lockeren Zehen (nicht krallen!), deine große Zehe gerade in Richtung Thera-Band zu bringen.

Stelle dir vor, dass du das Band etwas runterdrücken möchtest → Abb. ②. Das »Throntraining« (→ Seite 68) eignet sich auch sehr gut, um bei jedem Gang auf dem stillen Örtchen deiner Fußmuskulatur Gutes zu tun.

Bei dieser Übung stärkst du die Muskulatur deiner großen Zehe.

Mit einer Kräftigung der Muskulatur kann man das Voranschreiten eines Hallux valgus zwar verhindern, die bereits bestehende Fehlstellung allerdings nicht beseitigen. Wenn die Zehe schon einmal nach außen geneigt ist, haben die Beugesehnen einen sogenannten Bogeneffekt und laufen nicht mehr zentral über dem Gelenk. Bei jedem Schritt wird die Beugesehne angezogen, und ihre Funktion ist es, bis zum Endglied der Zehe zu spannen. Daher wird diese dann nach außen gezogen.

INFO

DAS WICHTIGSTE ZUM HALLUX VALGUS

Einem Hallux valgus gehen meist Fußfehlstellungen wie Spreiz-/Plattfuß sowie Knie-Senkfuß voraus, da es hier immer zu Fehlbelastungen kommt. Es gilt, das Quergewölbe effektiv zu kräftigen. Starte mit der Fußgymnastik, bevor Schmerzen entstehen und es zu schmerzhaften Schleimbeutelentzündungen kommt. Investiere täglich einige Minuten, um an der korrekten Aufrichtung deines Fußes sowie an der Kräftigung der großen Zehen zu »arbeiten«. Ziel ist es, die große Zehe wieder abspreizen und in der Geraden bewegen zu können.

Interview mit Prof. Dr. Hans-Jörg Trnka, Facharzt für Orthopädie und Orthopädische Chirurgie

»Es sollte niemals heißen: ›Schönheit muss leiden‹.«

Was kann ich den Füßen Gutes tun?

Ganz wichtig ist es, das Quergewölbe des Fußes zu stabilisieren und zu erhalten. Durch Barfußgehen (vor allem im Wald oder auf der Wiese) werden die kleinen Fußmuskeln aktiviert. Wenn man aber den ganzen Tag im Schuh ist, übt man wenig Reiz auf die Muskulatur aus. Die Stabilisierung der kleinen Gelenke funktioniert nicht mehr und auch die Abdruckkraft der großen Zehe ist nicht mehr so vorhanden wie es sein sollte.

Welche Rolle kommt den Schuhen bei der Bildung eines Hallux valgus zu?

Hier hängt es vom Schuh ab. Wenn man die Zehen in den Schuh hineinquetscht, hat der Fuß nicht mehr ausreichend Platz. Viele Designer haben keine Ausbildung in Richtung Schuhmacher, das Längenverhältnis passt nicht mehr. Wenn ich Druck schon über dem Gelenk am Mittelfuß habe, kann die Fußmuskulatur nicht mehr greifen. Wenn der spitze Teil des Schuhes jenseits der Zehen ist, dann stellt dies kein Problem dar. Der Schuh sollte passen. Es sollte niemals heißen: »Schönheit muss leiden.«

Ab wann operiert man?

Um eine Operation zu rechtfertigen, muss der Patient bei objektiver Fehlstellung auch einen Leidensdruck aufweisen. Weiter besteht eine Indikation für eine Operation, wenn durch die Fehlstellung der Großzehe benachbarte Zehen in Gefahr sind – wenn man schon Hammerzehen bildet, die zweite Zehe über die große Zehe rutscht.

Ganz wichtig: Ein optisches Problem ist nie die Indikation zur Operation, sondern der Leidensdruck des Patienten. Ein kosmetisch auffallender Hallux, der nicht wehtut, sollte nicht unbedingt operiert werden. Eine sichtbare Hallux-valgus-Fehlstellung kann durch Vermessung von Röntgenbildern objektiviert werden. Hier gibt es Standardwerte, wenn diese überschritten werden, der Spreizfuß-Winkel und Hallux-valgus-Winkel erhöht ist, kann nur mehr durch eine Operation eine normale Stellung erzielt werden.

Wie kann man sich eine Hallux-valgus-Operation vorstellen?

Der erste Mittelfußstrahl hat sich vom zweiten nach innen wegbewegt. Das Grundgelenk des Mittelfußknochens ist weich und rotiert weg. Die sicherste Methode wäre es, das Gelenk zu versteifen, dies wird aber weitgehend vermieden. Ziel ist es nun, das Köpfchen des ersten Mittelfußknochens wieder nach außen über die Sesambeine drüberzuschieben, sodass sich Mittelfußknochen und Zehe gerade ausrichten. Die Beugesehnen sollten dann wieder in einer Linie unter diesen beiden Knochen laufen und keinen Bogeneffekt aufweisen. In der gewollten Position wird dann mit einer kleinen Schraube fixiert, damit es gut einheilen kann. Die gewählte Operationstechnik hängt vom Schweregrad der Fehlstellung, also der Messung der Winkel am Röntgenbild ab. Man möchte, angepasst an der Fehlstellung des Patienten, die für ihn schonendste Technik mit dem besten Ergebnis durchführen.

Eine Operation dauert ungefähr 30 Minuten. Danach trägt der Patient für vier Wochen einen Entlastungsschuh mit einer Korksohle, damit die Belastung zum heilenden Knochen reduziert wird. Draufsteigen darf man fast immer sofort mit dem Schuh. Vier Wochen nach der OP startet die Physiotherapie, da das Gangbild oft verändert wird und Patienten erst wieder das richtige Abrollverhalten erlernen müssen. Das Laufen sollte nicht vor der achten Woche wieder aufgenommen werden. Der Zugang und die Technik der Operation sind wesentlich schonender als vor zwanzig Jahren. Dennoch sollte man sich nicht überhastet operieren lassen. Wenn die Zehe allerdings schon eine gewisse Fehlstellung aufweist und der Leidensdruck hoch ist, so sollte man keine Angst haben und die Operation durchführen lassen. Bei zu langem Zuwarten (mit hohem Abweichungswinkel) wird die Operation technisch schwieriger, da es bereits zu Knorpelschäden beim Großzehengrundgelenk kommen kann.

Fersensporn und Plantarfasziitis

Als Fersensporn wird ein dornartiger Knochenauswuchs bezeichnet. Eigentlich eine Verkalkung, die oft als Zufallsbefund beim Röntgenbild zu sehen ist. Seltener kommt der hintere obere Fersensporn vor (Fersensporn am Ansatz der Achillessehne = Haglundferse). Dieser Sporn tut nicht weh, die Schmerzen bereitet die Entzündung der Plantarfaszie. Das ist eine dicke Sehnenplatte, die sich von den Fersen bis zu den Zehenballen zieht. »Ein stechender Schmerz in der Ferse in der Früh beim Aufstehen, so als ob man auf einen Reißnagel tritt«, so beschreiben Patienten die Plantarfasziitis. Der Schmerz

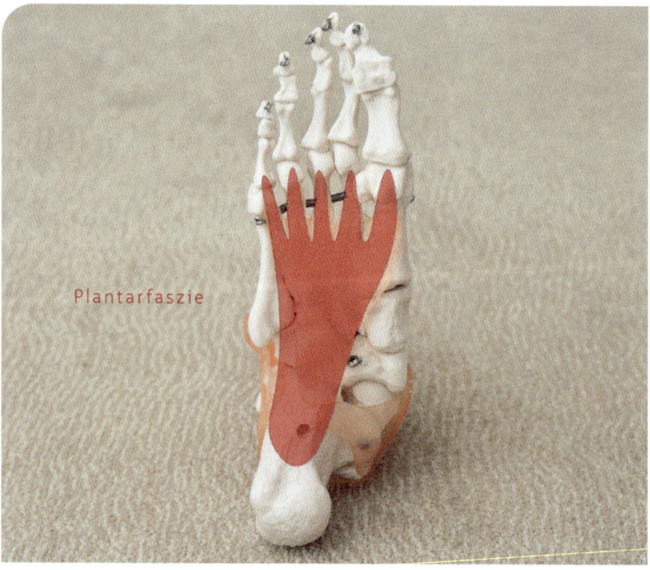

kommt und geht. Meist während einer Belastung (zum Beispiel beim Laufen) verschwinden die Schmerzen nach einer schmerzhaften Anlaufphase oft – um dann wenige Stunden nach der Bewegung wiederzukommen!

Wodurch entsteht ein Fersensporn?

Wenn die Plantarfaszie an Eigenelastizität verliert, kann es zu Entzündungen kommen. Die Lebensjahre führen dazu, dass das Gewebe brüchiger und wenig dehnbar ist. Die plantaren Fettpolster der Ferse verringern sich im Laufe des Lebens und begünstigen so Schmerzen im Fersenbereich. Besteht diese Entzündung über längere Zeit, treten kleine Risse in der Plantarsehne auf. Der Grund für solche Verletzungen ist meist eine Fehl- oder Überbelastung – in den meisten Fällen ist die Ursache eine Verkürzung der Wadenmuskulatur.

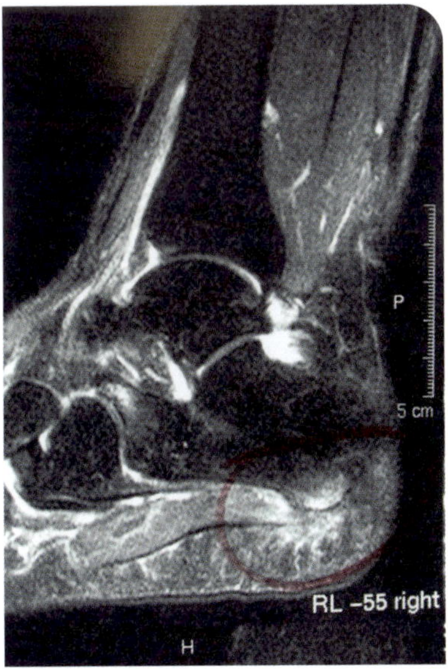

Röntgenaufnahme: Fersensporn

Wer ist vom Fersensporn betroffen?

Es ist ein Mythos, dass der Fersensporn nur Sportler betrifft. Die Kombination aus zu wenig oder dem falschen Ausmaß an körperlicher Aktivität (etwa schnelle Steigerung der Belastung), verkürzter Muskulatur im Bereich der Wade, falschem Schuhwerk sowie Übergewicht kann einen Fersensporn begünstigen. Die »klassische« Fersensporn-Patientin ist in ihren 50ern und leicht übergewichtig.

Was kann man dagegen tun?

Schon bei den ersten Anzeichen von Schmerzen im Fersenbereich beziehungsweise am besten schon präventiv nach Belastungen ist es wichtig, die verkürzte Muskulatur durch gezielte Übungen zu dehnen. Egal ob nach längeren Spaziergängen oder Wanderungen, einer Stadtbesichtigung in ungewohntem Schuhwerk (Sneakers statt Alltagsschuhen) oder nach einer Lauf- oder Nordic-Walking-Runde: Gönne deiner Plantarfaszie Entlastung durch einfache Dehnübungen, wie du sie auf den nächsten Seiten siehst. Weiter hilft es, den Fuß weicher zu betten und die Aktivitäten bei bereits bestehenden Schmerzen zu reduzieren. Im Sanitätshandel gibt es weiche Fersenkissen für fast jeden Schuh.

Wenn Läufer und Läuferinnen betroffen sind

Eine zu sehr forcierte Änderung des Laufstils (weg von der Ferse hin zum Mittelfuß) kann ebenfalls zu Entzündungen der Plantarfaszie führen. Die Strukturen von Fuß- und Beinmuskulatur benötigen Zeit, um sich schrittweise an eine veränderte Belastung zu gewöhnen. Nimm dir bitte mehrere Monate und lass dich hier von Fachleuten beraten, wie du deinen Laufstil umstellen kannst. Gerade das Laufen auf dem Vorfuß (wie zum Beispiel beim Bergauflaufen) setzt eine gut trainierte Wadenmuskulatur voraus. Wenn die Muskulatur beim Laufen müde wird, funktioniert der muskuläre Abfederungsmechanismus nicht mehr und verursacht Probleme. Der Laufstil wird unharmonisch und belastet den Fuß.

Als Lauftrainerin würde ich empfehlen, die Laufumfänge drastisch zu reduzieren. Steige, auch wenn es schwerfällt, für einige Wochen auf Alternativsportarten wie zum Beispiel Radfahren um. Aus eigener Erfahrung weiß ich, ein Fersensporn kann immer wiederkommen. Das Dehnen der Wadenmuskulatur sollte einem Läufer quasi in Fleisch und Blut übergehen. Auch eine zu schnelle Erhöhung von Laufumfängen kann zu Problemen und Schmerzen im Bereich der Plantarfaszie führen. Steigere dein Laufpensum langsam, achte auf unterschiedliche Laufeinheiten und vergiss nicht, deine Wadenmuskulatur zu dehnen und deine Fuß- und Wadenmuskulatur zu stärken. Versuche, an deiner Lauftechnik zu arbeiten, und achte darauf, dass du für unterschiedliche Laufeinheiten und Untergründe die passenden Laufschuhe trägst.

FUßSOHLENDEHNUNG

Du kannst mit dieser Übung (auch wunderbar geeignet nach einem langen Tag in Schuhen) die verkürzten Muskeln und die verspannte Sehnenplatte dehnen.

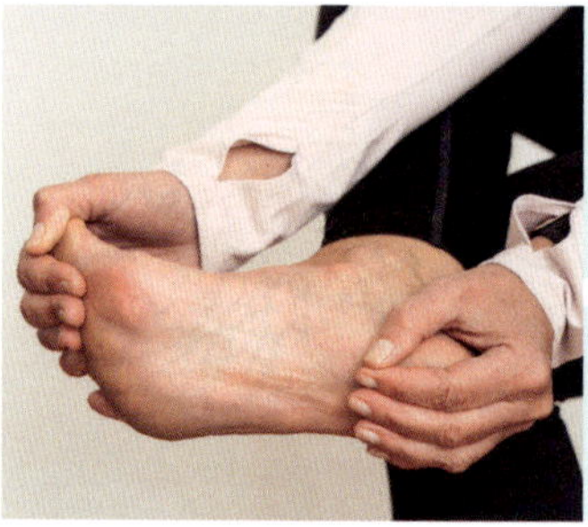

Nimm deinen Fuß sitzend in beide Hände und ziehe deine Zehen und deinen Vorfuß sanft nach oben.

Die Ferse ziehst du nach hinten (sie »hält dagegen«).

Achte darauf, dass alle Gelenke in eine Richtung ausgerichtet sind. Du solltest einen leichten Zug an der Fußsohle spüren.

Wichtig: Wenn du gerade Schmerzen hast, dann dehne sehr vorsichtig und achtsam.

WADENDEHNUNG

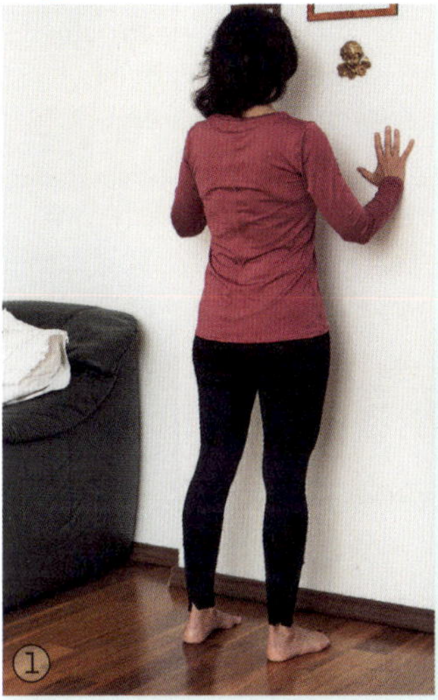

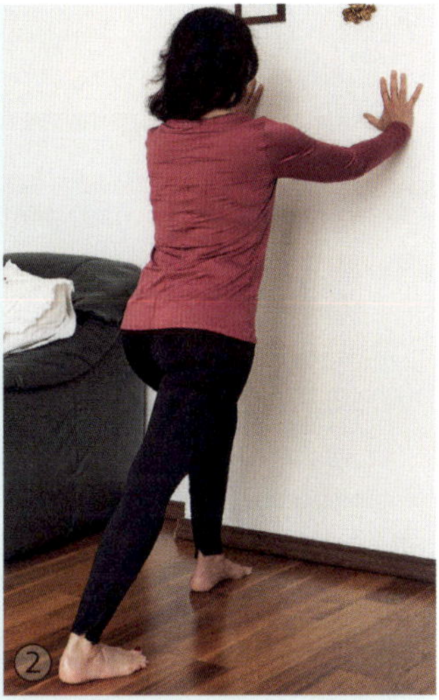

Diese Dehnübung kannst du gleich in der Früh nach dem Aufstehen machen und untertags immer wieder einmal wiederholen. Auch nach dem Laufen, Wandern, intensiven Spaziergängen oder Nordic-Walking-Einheiten ist diese Übung sehr gut. Für mich ist sie »die« Übung bei beginnender Plantarfasziitis. Du benötigst dafür nichts weiter als eine Wand.

Stelle dich davor → Abb. ① und mache mit einem Bein einen Ausfallschritt nach hinten → Abb. ②.

Der Oberkörper bleibt aufrecht, Hände sind auf Brusthöhe an der Wand abgestützt.

Versuche, die Ferse des hinteren Beines langsam in Richtung Boden zu bewegen. Es macht nichts, wenn du die Ferse nicht ganz auf den Boden bekommst. Es reicht oft schon ein kleines Stück, um die Dehnung der Wadenmuskulatur und damit eine Entspannung zu spüren.

Achte darauf, dass auch der vorn stehende Fuß nach vorn ausgerichtet ist.

Die Belastung der Ferse ist mittig, die Zehen zeigen gerade nach vorn.

Halte die Dehnung für zehn Atemzüge, und wiederhole sie am anderen Bein.

WADENDEHNUNG AUF DER STUFE

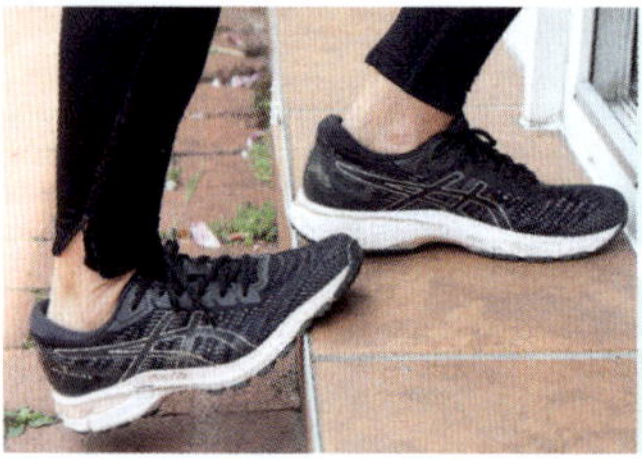

Stelle deinen Fußballen, also den Vorfuß, auf eine Stufe.

Senke nun deine Ferse langsam nach unten ab.

Sobald du eine Dehnung der Wadenmuskulatur spürst, hältst du diese Stellung für einige Atemzüge.

Hebe dann die Ferse wieder und wiederhole die Übung auf dem anderen Bein.

DEHNUNG MIT GURT

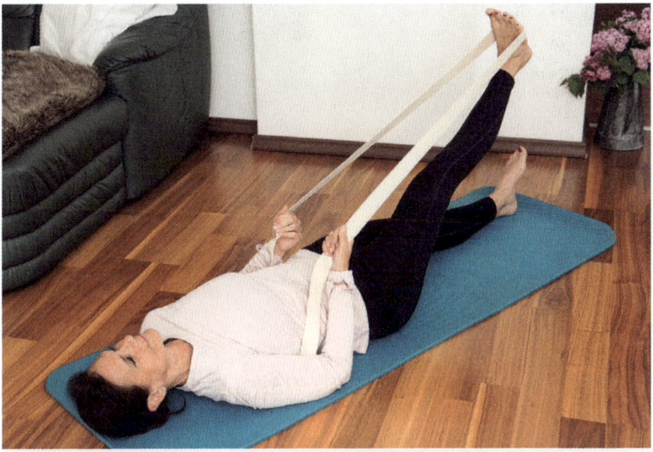

Lege dich in Rückenlage auf eine Matte, und nimm dir einen Gurt oder auch den Gürtel deines Bademantels zur Hand. Lege den Gurt quer über den rechten Fußballen. Dein linkes Bein liegt ausgestreckt am Boden.

Bringe nun dein rechtes Bein ein Stückchen über den Boden. Ziehe die Zehen zum Körper. Du solltest ein leichtes Ziehen an der Wadenmuskulatur spüren.

Achte darauf, dass deine Schulter und Nackenmuskulatur entspannt bleiben.

Halte die Position für zehn Atemzüge, und wiederhole die Übung dann mit dem anderen Bein.

BEWEGLICHKEIT UND DEHNUNG

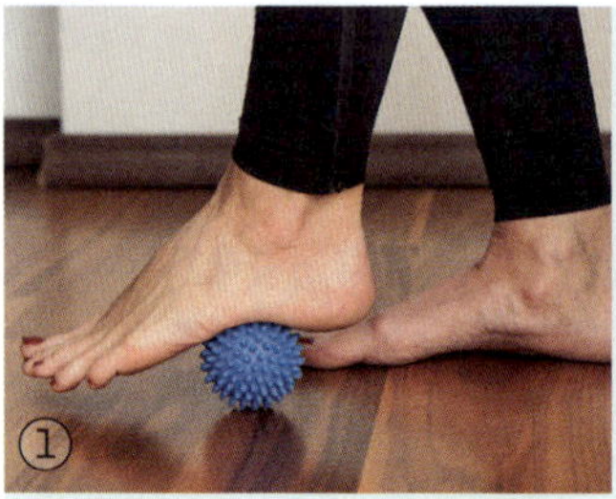

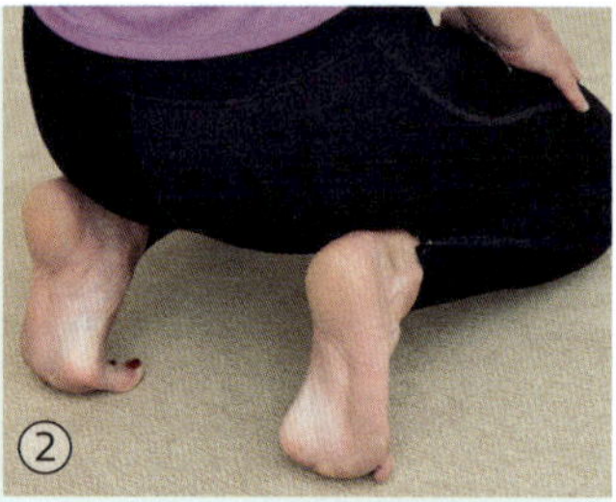

Abb. ①: Du kennst die Igel-Übung bereits (→ Seite 69).

Rolle dir untertags immer wieder mit einem Igel- oder Faszienball die Plantarfaszie aus. Diese Übung regt den Stoffwechsel der Faszie an und fördert deine Beweglichkeit. Du kannst die Wirkung der Übung verstärken, wenn du sie im Stehen ausübst.

Rolle langsam, halte immer wieder inne, um mit der Ferse etwas tiefer in den Ball zu schmelzen.

Abb. ②: Mit einer Variation vom Fersensitz kannst du deine Fußsohlen effektiv dehnen.

Bewege dich langsam vom Kniesitz in den Fersensitz und stelle deine Zehen dabei auf. Achte darauf, dass die Zehen möglichst gerade bleiben.

Wichtig: Achtung, hier gibt es eine Kontraindikation: den Hallux valgus. Es besteht die Gefahr, dass die große Zehe zur Seite abgeknickt wird.

Kinesio-Tapes an der Fußsohle

Eine weitere einfache und kostengünstige Möglichkeit, um Schmerzen zu lindern, ist, ein Kinesio-Tape anzulegen. Mit dem Tape wird die Durchblutung lokal verbessert, was bei einer Entzündung sehr günstig ist, denn man nimmt damit die Spannung aus den überlasteten Strukturen heraus. Eine Kombination von Dehnungsübungen und Kinesio-Tape hat sich bei vielen Patienten bewährt. Du kannst dir die Tapes in jeder Apotheke oder jedem Orthopädiebedarf kaufen – einfach zuschneiden und dann gleich loslegen. Die Behandlung mit dem Tape kann man machen, solange man will. Das Tape kann man drei Tage auf dem Fuß lassen und auch damit duschen. Und so geht's:

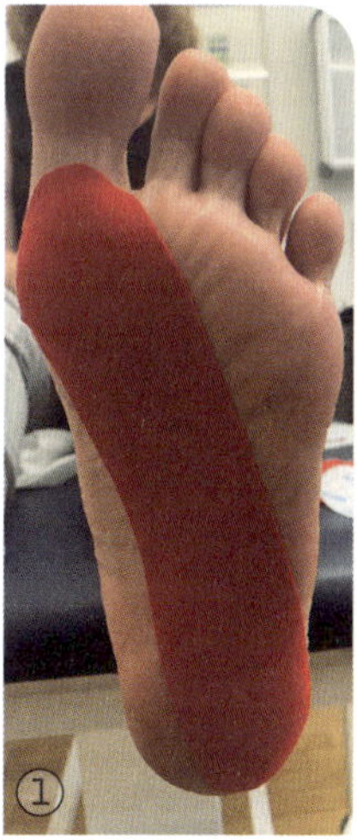

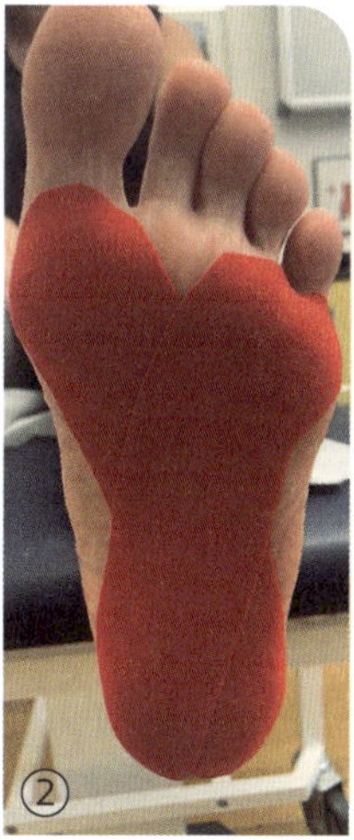

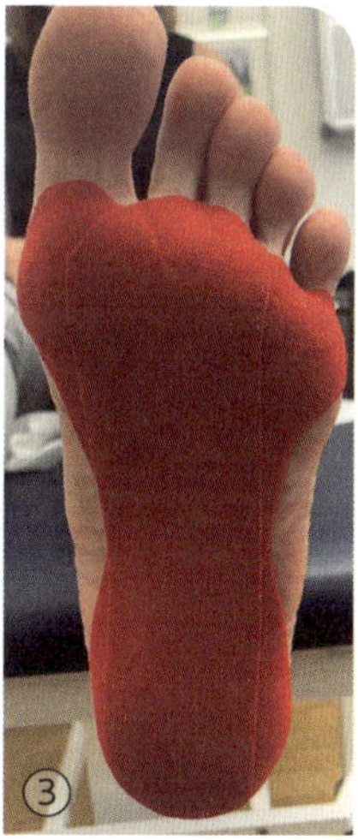

Wie tape ich richtig?

Für einen Fuß braucht man drei Tapes:

- Zwei Tapes werden jeweils diagonal von der Fußsohle von innen nach außen und von außen nach innen zentral geklebt. Dadurch wird die Spannung aus dem Gewölbe gebracht und die Fußsohle fühlt sich angenehmer an → Abb. ① + ②.
- Ein drittes Band wird dann über die Fußsohle und die Wade hinauf (Achillessehnen-Tape) befestigt, um hier ebenfalls die auftretende Spannung zu reduzieren → Abb. ③.

Welche Behandlungsalternativen gibt es noch?

Stellt sich heraus, dass trotz konsequenter Durchführung der Dehnübungen nach sechs bis acht Wochen keine Besserung eintritt, gibt es eine Anzahl von Alternativen. Doch wie so oft im Leben (und in der Medizin) gibt es hier nicht die »eine Wahrheit«, auch die Literatur zeigt, dass es hauptsächlich individuelle Lösungen/Therapien sind – jeder Mensch ist eben anders. Welche Therapiemöglichkeit aber auf alle Fälle die erste Wahl sein sollte, hat Prof. Dr. Hans-Jörg Trnka zusammengestellt.

Stoßwellen-Therapie

Dosis: ein bis drei Sitzungen im wöchentlichen Abstand
Eine lokale Verletzung führt zu einer »Healing Response« und so zu einem Abheilen der Verletzung und Entzün-

dung. Die Behandlung kann allerdings wehtun, denn es darf keine lokale Betäubung verabreicht werden, da diese den Erfolg mindert. Die gute Nachricht: Die Behandlung selbst dauert dann nur wenige Minuten.
Nach der Stoßwellen-Therapie ist eine Reduktion der Belastung notwendig, man darf einige Wochen keinen Sport machen.
Wichtig: Die Dehnungsübungen sollten weiter ausgeführt werden. Der Patient kann einen Fersenkeil tragen, um die Belastung auf der Sehne zu reduzieren.

Röntgen-Schwachbestrahlung

Dosis: eine Serie drei- bis viermal täglich; diese Serie soll nach ein paar Wochen Pause wiederholt werden.
Eine kurze Bestrahlung führt zu einer lokalen Entzündungsreduktion. Ausschlussgrund: Schwangerschaft, Tumorerkrankungen

Cortisoninfiltration

Dosis: einmalig
Bei dieser Behandlung wird Cortison in die Fußsohle injiziert. Das ist effektiv, aber auch sehr schmerzhaft. Nach der Infiltration ist es besonders wichtig, den Fuß nicht zu belasten. Als Nebenwirkung der Therapie kann es sonst zum Einreißen der Plantarfaszie kommen, da Cortison zu vermehrter Brüchigkeit führen kann. Zudem ist die Sehne geschwächt.
Wichtig: zwei Wochen Schonung

Lokale Eigenblutinfiltration

Dosis: einmalig

Diese Behandlung ist etwas aufwendiger: Hier wird Blut abgenommen und dann zentrifugiert. Das Plasma wird lokal infiltriert. Durch vermehrte Stammzellen wird auch hier eine »Healing Response« erzielt. Auch diese Behandlung ist ebenso effektiv wie schmerzhaft.

Achillodynie – Beschwerden im Bereich der Achillessehne

Die Achillessehne ist die dickste und stärkste Sehne des menschlichen Körpers, sie ist durchschnittlich 20–25 cm lang und verbindet die Wadenmuskulatur mit dem Fersenbein. Wenn wir laufen, wirken bei jedem Schritt Kräfte auf die Achillessehne, die das Achtfache des eigenen Körpergewichts überschreiten können. Noch höher sind diese Kräfte bei Sprungbelastungen. Als Achillodynie bezeichnet man eine schmerzhafte Schädigung der Achillessehne. Durch ständige Überlastung (zum Beispiel beim Sport oder bei Fußfehlstellungen), aber auch mit zunehmendem Alter kann die Achillessehne verschleißen. Es können sich dann Überbeine oder Schleimbeutelentzündungen bilden. Von Überlastungen ist meistens der Sehnenansatz am Fersenknochen betroffen. Ein sehr häufig berichtetes Symptom von Beschwerden rund um die Achillessehne ist die Morgensteifigkeit (ganz ähnlich wie bei der Plantarfasziitis). Zu Beginn treten Beschwerden eher nach der Belastung auf, im weiteren Verlauf spürst du auch einen Belastungsschmerz. Schließlich können die Achillessehnenbeschwerden schon in Ruhe vorhanden sein.

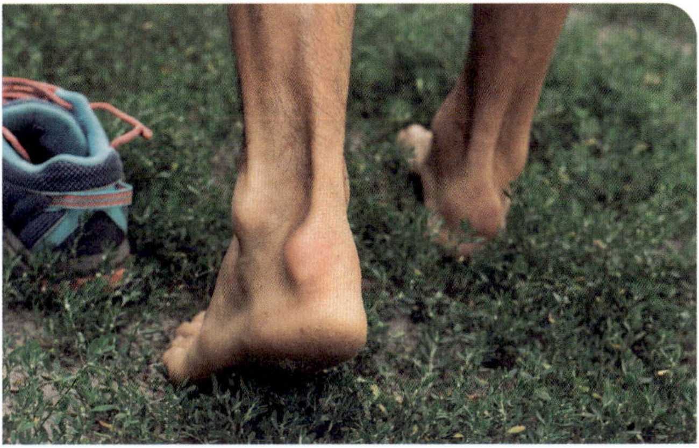

Wodurch entsteht eine Achillodynie?

Ausgelöst werden die Beschwerden oftmals durch Übergewicht, gesteigerte Belastungsumfänge, neue Laufschuhe, ungewohnte Bodenbeschaffenheit beim Laufen, chronische Fehlbelastung sowie Verkürzung der Wadenmuskulatur.

Hintergrund ist: Bei Problemen rund um die Achillessehne liegt zu viel Spannung auf der hinteren Beinkette inklusive der Fußsohle. Fehlbelastungen wie das Einknicken beim Gehen (→ Seite 119 ff.) oder Laufen stellen ein erhöhtes Risiko für die Achillessehne dar.

Was kann ich dagegen tun?

Sehr hilfreich ist es, die etwas verdickte Sehne mit den Fingern leicht zu massieren. Dies kann als sehr wohltuend empfunden werden. Die umliegenden Strukturen der Achillessehne (Wade und Schienbein) können hier gleich mit massiert und gedehnt werden. Besonders schmerzhaft ist es, wenn die Schuhe zusätzlich auf die schmerzende Archillessehne drücken oder daran reiben. Also immer darauf achten, dass die Schuhe gut passen – und vielleicht keine knöchelhohen Schuhe tragen.

Beim ersten Auftreten von Beschwerden kannst du die Achillessehne mit Eis kühlen. Sehr positiv werden auch Umschläge mit einer Tinktur vom Retterspitz empfunden. Dafür ein kleines Handtuch oder eine Küchenrolle in die Tinktur tauchen und den Fuß damit wickeln und über Nacht einwirken lassen. Bei anhaltenden Beschwerden auch nach einer erfolgten Physiotherapie wird von Orthopäden oft eine Stoßwellentherapie verordnet.

Übungen zum Dehnen der Wadenmuskulatur können dabei helfen, die erhöhte Spannung auf der Sehne zu senken.

Achte darauf, dass du jede Dehnübung für mindestens zehn Atemzüge hältst, um den Strukturen der Sehne wirklich Entspannung zukommen zu lassen.

Folgende Übungen sind besonders gut geeignet:

- Wadendehnung auf der Stufe → Seite 144
- Dehnung mit Gurt → Seite 145

DER HERABSCHAUENDE HUND

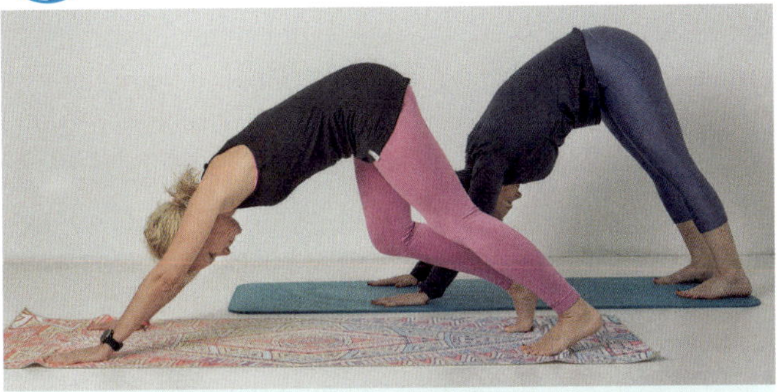

Die bekannte Yoga-Asana der »herabschauende Hund«, also das umgekehrte V, hilft dir nicht nur dabei, deine Rückenmuskulatur zu dehnen, sondern auch deine Beinrückseite sowie die Wadenmuskulatur.

Versuche, deine Fersen möglichst gerade in Richtung Boden abzusetzen. Die Knie können dabei gern gebeugt bleiben.

Atme für zehn Atemzüge in diese Dehnspannung, und lenke deine Aufmerksamkeit genau auf den Bereich deiner Ferse.

Auch die Übung »Für lockere Waden« (→ Seite 74) kann die schmerzenden Achillessehnen entlasten. Rolle dabei mit einer Faszienrolle ganz langsam und achtsam rund um den Ansatz der Achillessehne, also gleich über der Ferse bis über die Wade.

Das Schienbeinkanten-Syndrom

Schmerzen beim Laufen entlang des vorderen Unterschenkels können auf ein Schienbeinkanten-Syndrom hinweisen. Die Schmerzen werden dabei von einer Reizung der Knochenhaut verursacht, im fortgeschrittenen Stadium kann es zu einer Knochenhautentzündung kommen. Die sogenannten Shin Splints sind ein häufiges Überlastungssyndrom der Läufer. Meist kommen die Schmerzen eher schleichend, verschwinden in Ruhestellung wieder und werden daher zu Beginn oft ignoriert. Sie sollten aber durchaus ernst genommen werden, denn sie können bei fortlaufendem Training bis zu einem Übermüdungsbruch führen.

Wodurch entsteht ein Schienbeinkanten-Syndrom?

Eine Fehlbelastung des Fußes, das Absinken vom Mittelfuß beim Senkfuß, gilt als einer der Risikofaktoren. Wenn sich der Fuß nämlich beim Laufen in der Abdruckphase nicht mehr aufrichten kann und in der Pronationsphase bleibt, werden Muskeln vermehrt beansprucht. Das wirkt sich dann auf eine Überlastung des vorderen Schienbeinmuskels aus.
Auch Dysbalancen, also ein muskuläres Ungleichgewicht, im Bereich der Gesäß-, Waden- oder Oberschenkelmuskulatur können die Entstehung eines Schienbeinkanten-Syndroms begünstigen. Wenn du zu rasch deinen Laufstil vom Fersenlauf auf den Mittelfußlauf umstellen

möchtest, du einen unsauberen Laufstil hast oder deine Laufumfänge zu rasch steigerst, kann dies ebenfalls zu einer Reizung der Knochenhaut führen. Gerade Laufanfänger spüren oft stechende Schmerzen am Schienbein, diese Überlastungserscheinung kann durch eine Überforderung der Fußstreckermuskulatur kommen. Lass dich hier in jedem Fall von einem Lauftrainer beraten, um zukünftig die Entstehung eines Schienbeinkantensyndroms zu vermeiden.

Was kann ich dagegen tun?

Zunächst einmal empfiehlt es sich, sofort eine Laufpause einzulegen, um die Reizung wieder abklingen zu lassen. Gehe dennoch den Ursachen auf den Grund, und sorge vor, um Schmerzen zu vermeiden. Hier eignen sich alle Übungen für den Senk-Spreizfuß, da du so an der korrekten Fußstellung arbeiten kannst, um ein Einsinken des Fußes und eine Überbelastung der Strukturen zu vermeiden. Alle Übungen, die einer Stärkung der Wadenmuskulatur dienen, sind ebenfalls eine gute Möglichkeit, um dem Schienbeinkanten-Syndrom vorzubeugen. Zusätzlich solltest du darauf achten, dass auch deine Gesäß- und Oberschenkelmuskulatur ausreichend trainiert werden (Kniebeugen in allen Variationen bieten sich hier an). Auch dem Dehnen kommt eine große Bedeutung zu. Untertags kannst du den vorderen Schienbeinmuskel sehr effektiv mit folgender Übung dehnen: »Dehnung der Gelenkkapsel« auf Seite 116.

FERSENSITZ

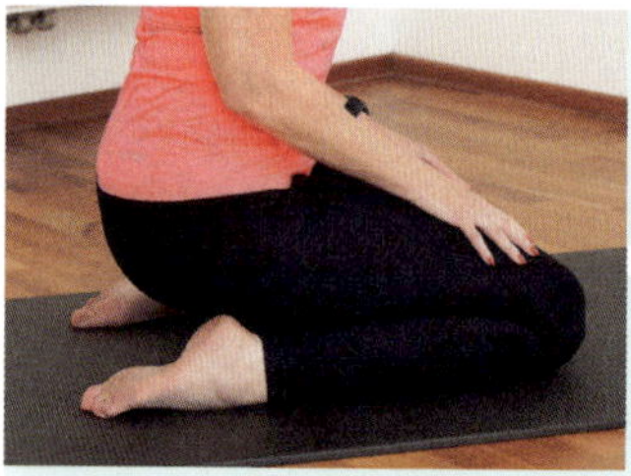

Eine Übung, die du vielleicht aus dem Yoga kennst, ist der Fersensitz.

Lehne dich mit deinem Körpergewicht so weit auf deine Fersen zurück, bis du die gewünschte Dehnintensität erreicht hast. Wichtig ist hierbei, dass beide Füße gerade nach hinten zeigen. Du dehnst hier die vordere Schienbeinmuskulatur. Bleibe so lange in der Dehnung, bis diese nachlässt.

SCHIENBEINMASSAGE MIT FLUMMI

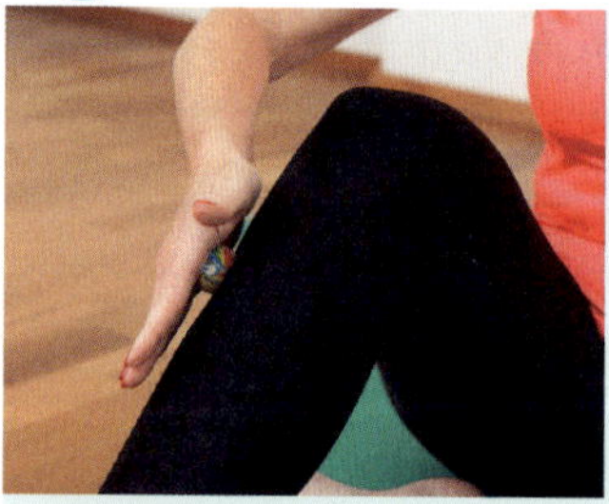

Mithilfe eines kleinen Flummis kannst du im Sitzen die Weichteile am Schienbein und an der Wade mit leichtem Druck »bearbeiten«. Bitte nicht direkt auf der ohnedies gereizten Knochenhaut Druck ausüben. Bei der Selbstmassage darfst du einen angenehmen »Wohlweh-Schmerz« spüren, aber keine richtigen Schmerzen. Alternativ zu einem Flummi kannst du auch einen Tennis- oder einen Faszienball verwenden. Je kleiner der Ball ist, umso tiefer kannst du die faszialen Strukturen bearbeiten.

Kontaktadressen

Assoz. Prof. Privatdozentin Dr. Monika Resch,
Kinderärztin, Neonatologie
https://www.kinderarztpraxis-schumanngasse.at

Anja Fischer, TEH-Kräuterpraktikerin & Bloggerin
www.gaensebluemchensonnenschein.com

Katharina Kohlbach, Grüne-Kosmetik-Pädagogin
www.katharinaruehrt.com

Peter Puchecker, Podotherapeuth Fachpraxis für
Sportwissenschaft und Podologie
http://www.podo-logie.at

Dr. Andreas Lichtenwörther, Physiotherapeut,
Podotherapeut und Sport-Physiotherapeut
www.sportordination.com

Prof. Dr. Hans-Jörg Trnka, Facharzt für Orthopädie &
Orthopädische Chirurgie
http://www.fusszentrum.at

Register

KLEINE VOH-REIHE

SÜNDER in den Händen eines ZORNIGEN GOTTES

Jonathan Edwards

Christlicher Verlag
Voice of Hope

1. Auflage 2022

Originaltitel: Sinners in the Hands of an Angry God
Jonathan Edwards

Eckenhagener Str. 43
51580 Reichshof-Mittelagger
www.voh-shop.de

Textbearbeitung und Design: Voice of Hope

Bestell-Nr. 875.214
ISBN 978-3-947978-14-4

Soweit nicht anders vermerkt, wurden die Bibelzitate der Schlachter-Bibel 2000 entnommen.

INHALT

KURZBIOGRAFIE
von Jonathan Edwards

Jonathan Edwards wurde etwas mehr als siebzig Jahre nach der ersten Ansiedlung der Puritaner in Neuengland geboren. Zum Zeitpunkt seiner Geburt am 5. Oktober 1703 gab es in der Kolonie etwa 130 Städte. Einige waren gut etabliert, andere waren klein und lagen an den Grenzen der Einöde. Seine ersten zwölf Lebensjahre verbrachte Jonathan im Haus seiner Eltern in East Windsor, in der Nähe des Connecticut River. Sein Vater, Timothy Edwards, war Pastor der Ortsgemeinde, ein guter Prediger sowie Teilzeitschullehrer und Landwirt. Seine Mutter Esther hatte elf Kinder – vier Mädchen, dann Jonathan, dem sechs weitere Mädchen folgten. Aus dem größeren Familienkreis war sein Großvater mütterlicherseits, Solomon Stoddard, Pastor der größten Gemeinde in Neuengland.

Jonathan Edwards scheint eine gesunde und glückliche Kindheit gehabt zu haben, die er – wegen seiner vielen Schwestern – weitgehend in weiblicher Gesellschaft verbrachte. Als er noch nicht ganz dreizehn Jahre alt war, wurde er auf die Collegiate School of Connecticut geschickt. Edwards schloss 1720 mit dem Bachelor of Arts ab, und es wurde beschlossen, dass er weitere zwei Jahre dort verbleiben würde, um seinen Master of Arts zu erwerben. Ein Jahr später, im Frühjahr 1721, geschah jedoch etwas weitaus Wichtigeres.

Edwards war zu dieser Zeit ein religiöser Mensch, aber trotz »wiederholter Vorsätze« hatte diese Art Religion sein Herz nicht verändert oder seinen natürlichen Stolz gebrochen. »Doch nun«, so sagt er, »wurde ich zu einer neuen Sicht der Dinge gebracht, zu einem inneren Verlangen nach Gott und den göttlichen Dingen, ganz anders als alles, was ich je zuvor erlebt hatte. Ich bekam eine neue

Erkenntnis von Christus, dem Erlösungswerk und dem herrlichen Weg der Erlösung durch Ihn.« Von diesem Zeitpunkt an war er überzeugt, dass es allein an Gottes freier Gnade liegt, wenn Er sich über Menschen erbarmt und sie errettet.

Gleich zu Beginn seines Glaubensweges wurde Edwards Interesse an der Ausbreitung des Reiches Gottes geweckt. Bevor er sein Masterstudium abschloss, ging er im Alter von neunzehn Jahren in den Dienst der presbyterianischen Gemeinde in New York. Dies war eine freudige Zeit für ihn, und die Predigten, die er in New York hielt, weisen ihn als reifen und gottesfürchtigen Prediger aus. Es gab jedoch einige, darunter sein Vater, die ihn zurück in Connecticut haben wollten, und von 1724 bis 1726 arbeitete er als Lehrer an der Universität Yale. Es waren Jahre der Vorbereitung, und das Jahr 1726 setzte einen großen Meilenstein in seinem Leben, denn in diesem

Jahr wurde er eingeladen, seinem Großvater Solomon Stoddard zu folgen, der inzwischen dreiundachtzig Jahre alt war und immer noch als Pastor und Prediger in Northampton diente.

In der Zwischenzeit war etwas noch Bedeutsameres geschehen. Als junger Mann hatte Edwards eine junge, gottesfürchtige Frau kennengelernt, die mit ihrer Mutter in der Nähe des College Green in New Haven lebte. Sie hieß Sarah Pierrepont. Jonathan heiratete sie am 28. Juli 1727, und sie wurde seine unzertrennliche Gehilfin.

Northampton, eine Stadt mit etwa 200 Häusern, zählte etwa eintausend Einwohner. Das Ehepaar ließ sich in einer ländlichen Straße nieder. Ein Jahr später wurde das erste Kind geboren, und in den folgenden zweiundzwanzig Jahren wuchs die Familie auf acht Töchter und drei Söhne an.

Die ersten sieben Jahre in Northampton waren geprägt von harter Arbeit und großer Freude, während Edwards sich an die Umstände seines Lebens gewöhnte. Als Stoddard, der Großvater, 1729 starb, fiel die Betreuung der Gemeinde ganz auf Edwards. Als ihr Pastor trug er große Sorge um deren geistlichen Zustand, denn er entsprach nicht seinen Erwartungen. In seinen Predigten kam immer deutlicher zum Vorschein, dass er viele seiner Zuhörer nur als Namenschristen betrachtete: »Sie kommen jeden Sonntag zum Gottesdienst und hören Gottes Wort; aber alles, was man ihnen sagen kann, weckt sie nicht auf und bringt sie nicht dazu, darum zu ringen, gerettet zu werden.« Er befürchtete, dass solche Leute nicht einmal zuhören: »Sie schauen in der Versammlung umher und achten auf diese und jene Person, die dabei ist, oder sie denken an ihre weltlichen Angelegenheiten.«

Dieser Zustand fand sein Ende in einem der bekanntesten Ereignisse in Edwards Leben, nämlich in der Erweckung von 1734-1735, als – nach seinen Worten – »eine tiefe und ernsthafte Besorgnis über die großen Dinge des Glaubens und die Ewigkeit in allen Teilen der Stadt aufbrach«. Er schätzte, dass sich innerhalb von sechs Monaten 300 Menschen bekehrt hatten, und er hoffte daraufhin, dass »der größte Teil der Menschen in dieser Stadt, die älter als sechzehn Jahre sind, die rettende Erkenntnis von Jesus Christus haben«. Das waren Monate, in denen das überfüllte Gemeindehaus mit Lob und Anbetung Gottes erfüllt war.

Edwards veröffentlichte ein Buch über das erstaunliche Werk Gottes:[1] »Wahre Erweckung« . Das Buch erregte große Aufmerk-

---

1 Jonathan Edwards, »Wahre Erweckung« ist erhältlich unter www.voh-shop.de, Art.-Nr. 819.741

samkeit und machte Edwards und die Gemeinde in Northampton auf Anhieb sehr bekannt. Doch auch Schwierigkeiten ließen nicht auf sich warten. Ein Jahr nach der Erweckung entstanden wieder Kämpfe und Streitigkeiten, wie im Dorf, so auch in der Gemeinde, und es gab Anlass zu einer gewissen Enttäuschung, da seine Erwartungen bezüglich dauerhafter Ergebnisse der Erweckung nicht alle erfüllt wurden.

Im Jahr 1740 jedoch begann der Herr an der Ostküste ein Werk der Gnade, das viel größer war als in den Jahren 1734-1735. Das war der Beginn der »Großen Erweckung«, die mehrere Orte in den dreizehn Kolonien erfassen sollte. Diese Erweckung wurde später von George Whitefield ausgedehnt. Für Edwards waren diese Jahre eine anstrengende Zeit, die ihn bis aufs Äußerste erschöpfte. Er kümmerte sich nicht mehr nur um seine eigene Gemeinde, sondern reiste nun auch weit im Land umher, um anderen Menschen das Evangelium der Gnade zu predigen.

In diese Erweckungszeit fällt auch die Predigt »Sünder in den Händen eines zornigen Gottes«, die Edwards am 08. Juli 1741 in Enfield hielt. Ausgehend von 5. Mose 32,35 beschreibt er in überaus deutlicher Weise die Realität des Zornes Gottes und ruft die Menschen zu einer persönlichen Umkehr zu Gott auf. Viele Menschen wurden durch diese Verkündigung aufgerüttelt und bekehrten sich zu Gott. Diese Predigt wurde immer wieder gedruckt und war (und ist auch heute noch) dadurch zum Segen für viele.

Auf den Segen der Erweckung folgte wieder eine längere Zeit von Schwierigkeiten, als Edwards fast gleichzeitig mit zwei großen Problemen konfrontiert wurde. Erstens entwickelte sich ein Widerstand gegen die Tatsache, dass die Erweckung ein »Werk des

Geistes Gottes« war. Einige gaben durch ihren törichten Lebensstil, dem es an Christusähnlichkeit mangelte, berechtigten Anlass zur Kritik. Und einige sahen lediglich die äußeren Erscheinungen als sicheren Beweis für das Wirken und die Gegenwart des Geistes an. Hinzu kam, dass – wie bei jeder Erweckung – eine große Zahl von Menschen dem Herrn folgen wollten, die jedoch nicht alle erweckt waren; manche engagierten sich für die Sache Gottes. Es hatte zwar den Anschein, als habe sich vieles in ihrem Leben verändert, doch es war nicht von Dauer, sondern sie kehrten mit der Zeit zu ihren alten Gewohnheiten und ihrer formalen Religiosität zurück. Mit Schmerz musste Edwards erkennen, dass in Northampton selbst die Zahl der echten Bekehrungen nicht so hoch war, wie er einst gehofft hatte.

Die zweite große Schwierigkeit, mit der Edwards nun konfrontiert war, bestand darin, dass die Unterstützung durch seine eigene Gemeinde abflachte, und eine Ursache dafür war die Feindseligkeit seiner Verwandten. Edwards erkannte, dass er nicht mehr mit der von seinem Großvater Stoddard seit langem geübten Vorgehensweise übereinstimmen konnte, dass kein Bekenntnis zum rettenden Glauben an Christus verlangt wurde, um Gemeindemitglied zu werden. Gemeindemitgliedschaft und Teilnahme am Mahl des Herrn – so wurde es Edwards bewusst – stand wirklich nur Erretteten und Getauften zu. Aber Großvaters Name war bereits sehr berühmt, und als diese Meinungsverschiedenheit seines Enkels mit dem großen Mann bekannt wurde, kam es zu einem Aufruhr in der Stadt, in den sich wie üblich auch die Verwandten einmischten. Das schlussendliche, traurige Ergebnis war, dass die Gemeinde ihn nicht mehr als Pastor haben wollte. Das Ausmaß der Tragödie wird noch größer, wenn man bedenkt, dass Edwards schrieb, dass »die meisten von ihnen mich als das wichtigste Werkzeug in Gottes Hand für ihre Errettung betrachteten«.

Edwards war nun sechsundvierzig Jahre alt. Er bekam keine finanzielle Unterstützung, und so blieb er, abgesehen von einigen vorübergehenden Beschäftigungen, fast ein Jahr lang ohne feste Anstellung. Dann nahm er im Oktober 1751 einen Ruf in eine ungewöhnliche Stellung an. Stockbridge war ein Dorf, ca. 64 Kilometer von Northampton entfernt, mit einer Gemeinde von nur etwa 12 Familien. Ein Faktor, der Stockbridge noch attraktiver machte, war die Anwesenheit von Indianern und einer Schule für Indianerkinder.

Für Edwards war Stockbridge ein Ort des Friedens im Vergleich zu den Unruhen, die er hinter sich gelassen hatte. Aber es dauerte nicht lange, bis seine Verwandten auch in Stockbridge all ihre Vorurteile und Feindseligkeiten verbreiteten. Drei Jahre lang dauerte der weitere schmerzhafte Konflikt an; doch diesmal war es so, dass die neue Gemeinde zu ihrem Pastor hielt.

Aber es gab noch weitere Schwierigkeiten, darunter anhaltende finanzielle Engpässe. Mit dem Ausbruch des Krieges gegen die Franzosen wurde die gesamte Gegend von Angriffen bedroht. Esther, eine der Töchter von Edwards, besuchte im Sommer 1756 ihre Eltern und ihre Familie in Stockbridge und war sehr beunruhigt über die gefährliche Lage, in der sie sich befanden.

Im folgenden Jahr starb Esthers Ehemann Aaron Burr, Direktor von Nassau Hall, dem kürzlich in Princeton gegründeten College of New Jersey, der späteren Princeton Universität, und Edwards erfuhr zu seiner Überraschung, dass die Mitglieder des Kollegiums beschlossen hatten, dass er der Nachfolger seines Schwiegersohns werden sollte. So wurde Edwards Leiter dieser Schule. Er war auch der Ansicht, dass er durch das Schreiben nützlicher sein könnte als durch das Sprechen, und er hatte eine Reihe Bücher geschrieben, die heute immer noch ein großer Segen sind. Er verband in seinen Büchern reformatorische Theologie mit puritanischer Frömmigkeit.

Angesichts der dringenden Not in Princeton ließ Edwards Sarah und den größten Teil seiner Familie in Stockbridge zurück, als er im Januar 1758 abreiste.

An dieses Ereignis, als er das Haus zum letzten Mal verließ, erinnerte sich seine Tochter mit folgenden Worten: »Als er zur Tür hinausging, drehte er sich um und sagte: ›Ich übergebe dich Gott‹«. Edwards war jetzt vierundfünfzig Jahre alt und sprach davon, dass er bei besserer Gesundheit sei als früher.

Aber im nächsten Monat missriet bei ihm eine Pockenimpfung, und am 22. März 1758 starb er in Princeton. Sechzehn Tage nach ihrem Vater starb auch Esther in Princeton und hinterließ zwei verwaiste Kinder. Sarah eilte aus Stockbridge herbei, um sich um sie zu kümmern. Doch sie starb dort selbst und wurde im Oktober 1758 neben ihrem Mann in Princeton begraben.

Jonathan Edwards ist einer der einflussreichsten und bedeutendsten Theologen und Prediger Amerikas. Seine berühmteste und letztlich einflussreichste Predigt war: »Sünder in den Händen eines zornigen Gottes«.

EINLEITUNG

»Die Rache ist Mein, Ich will vergelten.
Zu seiner Zeit soll ihr Fuß gleiten;
denn der Tag ihres Unglücks ist nahe,
und was über sie kommen soll, eilt herbei.«

5. Mose 32,35 (LU21)

In diesem Vers wird die Rache Gottes den bösen, ungläubigen Israeliten angedroht, die Sein sichtbares Volk waren und unter den Zeichen Seiner Gnade lebten. Trotz aller wunderbaren Werke Gottes, die Er an ihnen vollbracht hatte, war an ihnen dennoch – wie es in 5. Mose 32,28 heißt – »aller Rat verloren«; sie hatten keine Einsicht und brachten trotz aller Wohltaten des Himmels bittere und giftige Früchte hervor, wie es in den beiden Versen steht, die unserem Text vorausgehen (V. 32-33).

In dem Vers, den ich über meine Predigt gesetzt habe, lautet es: *»Zu seiner Zeit soll ihr Fuß gleiten.«* Dies scheint Folgendes über die Strafe und das Verderben zu implizieren, dem diese gottlosen Israeliten ausgesetzt würden:

1. Dass sie allezeit dem Verderben ausgesetzt würden, so wie jemand, der auf schlüpfrigem Boden steht oder herumläuft, jederzeit in Gefahr steht, zu fallen. Dies wird dadurch angedeutet, dass die Art und Weise, wie ihr Verderben über sie kommen würde, durch das Ausgleiten ihres Fußes dargestellt wird. So heißt es auch in Psalm 73,18: *»Fürwahr, Du stellst sie auf schlüpfrigen Boden; Du lässt sie fallen, dass sie in Trümmer sinken.«*

2. Es bedeutet, dass sie immer dem plötzlichen und unerwarteten Untergang ausgesetzt würden. Wer auf schlüpfrigem Bo-

den herumläuft, ist jeden Augenblick in Gefahr zu fallen; er kann nicht voraussehen, ob er in einem Moment stehen bleibt oder im nächsten fällt; und wenn er fällt, so fällt er plötzlich, ohne Vorwarnung. Das kommt auch in Psalm 73,19 zum Ausdruck: »*Wie sind sie so plötzlich verwüstet worden! Sie sind untergegangen und haben ein Ende mit Schrecken genommen.*«

3. Es bedeutet ferner, dass sie von selbst fallen würden, ohne dass ein anderer sie umstößt, so wie jemand, der auf schlüpfrigem Boden steht oder herumläuft, nichts als sein Eigengewicht braucht, um hinzustürzen.

4. Es bedeutet schließlich, dass die einzige Ursache, warum sie noch nicht gefallen waren und auch jetzt noch nicht hinstürzten, nur darin liegt, dass der von Gott bestimmte Zeitpunkt noch nicht gekommen

> war. Denn es heißt, dass dann, wenn diese festgesetzte oder bestimmte Zeit käme, *»ihr Fuß wanken wird«*. Dann wären sie sich selbst überlassen und würden fallen, indem sie durch ihr eigenes Gewicht niedergerissen würden. Gott würde sie nicht länger an diesen schlüpfrigen Stellen festhalten, sondern sie loslassen; und dann, genau in diesem Augenblick, würden sie ins Verderben stürzen, wie jemand, der auf solch schlüpfrigem, abfallendem Boden am Rande einer Grube steht, dass er nicht allein stehen kann; wenn er losgelassen wird, fällt er sofort und ist verloren.

Die Beobachtung, die sich aus den Worten ergibt, auf die ich jetzt eingehen möchte, ist folgende:

Nichts hält gottlose Menschen in irgendeinem Augenblick von der Hölle fern, außer dem bloßen Wohlgefallen Gottes. Damit meine ich Sein souveränes Wohlgefallen,

Seinen unabhängigen Willen, der durch keine Verpflichtung eingeschränkt und durch keine Schwierigkeit behindert wird; denn nichts anderes als Gottes eigener Wille ist auch nur im geringsten Maße oder in irgendeiner Hinsicht an der Erhaltung der gottlosen Menschen beteiligt.

KAPITEL

1

GOTTES MACHT UND DIE UNFÄHIGKEIT DER GOTTLOSEN

Die Wahrheit der zuvor genannten Behauptungen mag durch die folgenden Überlegungen deutlich werden:

1.

Gott fehlt es nicht an Machtfülle, gottlose Menschen jederzeit ins Verderben zu stürzen. Die Kraft der Menschenhände ist dahin, wenn Gott sich erhebt. Die stärksten Menschen haben keine Macht, Ihm zu widerstehen, und niemand kann aus Seiner Hand erretten.

Gott ist nicht nur imstande, gottlose Menschen in die Hölle zu stürzen; Er kann es auch sehr leicht tun. Manchmal hat ein Fürst dieser Erde die größte Schwierigkeit, einen Aufrührer zu bezwingen, wenn es diesem gelungen ist, sich mit einem großen Anhang und einer gewissen Macht in einer Festung zu verschanzen. Anders bei Gott – keine Festung bietet den geringsten Schutz gegen Seine Macht. Auch wenn die Feinde Gottes sich verbünden und sich in großen Scharen zusammenschließen und vereinigen – sie werden mühelos in Stücke zerschlagen. Sie gleichen einem großen Haufen leichter Spreu vor dem Wirbelwind oder einer Menge dürrer Stoppeln vor den verzehrenden Flammen.

Es erscheint uns leicht, einen Wurm zu zertreten, der am Boden dahinkriecht, oder einen dünnen Faden durchzuschneiden oder zu versengen, an welchem etwas aufgehängt ist; ebenso leicht fällt es Gott, Seine Feinde in die Hölle zu werfen, wenn es Ihm gefällt. Wer sind wir denn eigentlich, dass wir meinen, wir könnten vor Ihm bestehen, vor dessen Schelten die Erde erzittert und vor dem die Felsen in die Tiefe gestürzt werden?!

2.

Die Gottlosen verdienen es auch, in die Hölle geworfen zu werden; die Gerechtigkeit

Gottes steht dem keineswegs im Wege; sie hat durchaus keine Einwände, wenn Er Seine Macht gebraucht, um Sünder in irgendeinem beliebigen Augenblick zu verderben. Im Gegenteil: Die Gerechtigkeit ruft laut nach einer unendlichen Bestrafung ihrer Sünden. Die göttliche Gerechtigkeit sagt von dem Weinstock, der die Trauben Sodoms (5.Mo. 32,32) hervorbringt: *»Haue ihn ab! Warum macht er das Land unnütz?« (Lk. 13,7).* Das Schwert der göttlichen Gerechtigkeit wird jeden Moment über ihren Häuptern geschwungen, und nichts als die Hand der souveränen Gnade Gottes und Sein erhabener Wille halten es noch zurück.

3.

Alle Gottlosen stehen bereits unter dem Gerichtsurteil der Verdammung zur Hölle. Sie haben es nicht nur verdient, dorthin hinabgestoßen zu werden; der Rechtsspruch des

Gesetzes Gottes, jene ewige und unumstößliche Vorschrift der Gerechtigkeit, die Gott zwischen sich und der Menschheit aufgestellt hat, ist gegen sie ergangen und steht gegen sie; schon deshalb sind sie jetzt schon zur Hölle verdammt. *»Wer aber nicht glaubt, der ist schon gerichtet« (Joh. 3,18).* Demnach gehört jeder unbekehrte Mensch eigentlich in die Hölle; dort ist sein Platz, denn der Teufel ist sein Vater (Joh. 8,44). *»Ihr seid von unten!« (Joh. 8,23).* Und dorthin ist er gezwungenermaßen unterwegs, nach dem Ort, den die Gerechtigkeit, das Wort Gottes und das Urteil eines unveränderlichen Gesetzes ihm zuweisen.

4.

Die Gottlosen sind jetzt schon die Objekte desselben Zornes und Grimmes Gottes. Und der Grund, warum sie nicht jeden Augenblick ins Verderben fahren, liegt nicht darin, dass Gott, in dessen Macht sie ja fortwährend stehen, nicht jetzt schon sehr zornig auf sie wäre – ebenso zornig, wie Er auf viele dieser unglücklichen Geschöpfe ist, die als Gottlose gestorben sind und die Härte Seines Zornes erfahren werden. Ja, Gott zürnt vielen, die jetzt noch auf der Erde sind, ja, zweifellos sogar vielen, die diese Predigt lesen und dabei vielleicht ruhig und gelassen sind, noch mehr als vielen von denen, die in ihrer Gottlosigkeit gestorben sind.

Es liegt also nicht daran, dass Gott sich ihrer Bosheit nicht bewusst wäre und sie ihnen nicht übel nähme, wenn Gott Seine Hand noch zurückhält und sie noch nicht dahinrafft. Gott ist keineswegs so wie sie selbst, auch wenn sie sich Ihn so vorstellen mögen. Gottes Zorn ist gegen sie entbrannt; ihre Verdammnis bleibt nicht aus. Der Tag des Gerichts wird kommen, und kein Gottloser wird ihm entfliehen.

5.

Die Seelen der gottlosen Menschen sind dermaßen verdorben, dass sie sofort zur Hölle fahren würden, wenn Gott sie nicht zurückhalten würde. Es sind jene verderblichen Prinzipien, die in ihnen herrschen und sie völlig in ihrer Gewalt halten. Diese Prinzipien sind aktiv und mächtig und äußerst gewaltsam in ihrem Wesen; wäre die zurückhaltende Hand Gottes nicht über ihnen, so würden sie bald ausbrechen. In der Heiligen Schrift werden die Seelen der Gottlosen mit dem aufgewühlten Meer verglichen (Jes. 57,20). Vorläufig hält Gott ihre Bosheit noch durch Seine gewaltige Macht zurück, wie Er es mit den tosenden Wellen des aufgewühlten Meeres tut, indem er sagt: »Bis hierher sollst du kommen und nicht weiter« (Hi. 38,11); aber wenn Gott diese zurückhaltende Macht zurückzöge, so würde ihre Bosheit bald alles mit sich reißen.

Die Sünde ist das Verderben und das Elend der Seele; sie ist von ihrer Natur her zerstörerisch; wenn Gott ihr keinen Einhalt geböte, so bräuchte es nichts anderes, um die Seele ganz und gar ins Unglück zu bringen. Die Verdorbenheit des menschlichen Herzens ist maßlos und ohne Grenzen in ihrer Raserei. Solange der böse Mensch hier lebt, ist sie wie ein Feuer, das wegen Gottes Einhalt nicht um sich greifen kann; würde es entfesselt, so würde es die ganze Natur in Brand stecken. Und da das Herz ein Sündenpfuhl ist, so würde die Sünde, wenn sie nicht zurückgehalten würde, sofort die Seele in einen feurigen Ofen oder in einen Schmelzofen voller Feuer und Schwefel verwandeln.

6.

Selbst wenn es keine Anzeichen dafür gibt, dass sie sterben könnten, bedeutet das für die gottlosen Menschen in keinem Moment Sicherheit. Es bedeutet keine Sicherheit für einen natürlichen Menschen, dass er jetzt gesund ist; er sieht nicht, auf welche Weise er jetzt durch einen Unfall plötzlich aus dieser Welt scheiden sollte; er vermag auch in seinen äußeren Verhältnissen nicht die geringste Gefahr für sein Leben zu erblicken. Die mannigfaltigsten und fortwährenden Erfahrungen der Welt in allen Zeitaltern zeigen, dass dies kein Beweis dafür ist, dass der Mensch nicht an der Schwelle zur Ewigkeit steht, und dass der nächste Schritt nicht in die andere Welt führen wird. Zahllos und unvorstellbar sind die unsichtbaren und ungeahnten Wege und Möglichkeiten, auf denen Menschen plötzlich aus der Welt scheiden.

Unbekehrte Menschen wandeln auf einem morschen Boden über dem Abgrund des Todes, und in diesem Boden gibt es unzählige Stellen, die so brüchig sind, dass sie ihr Gewicht nicht tragen können, und diese Stellen werden nicht gesehen. Die Pfeile des Todes fliegen ungesehen am Mittag daher (Ps. 91,6); die schärfsten Augen können sie nicht wahrnehmen. Gott hat so viele verschiedene, unerforschliche Mittel und Wege, gottlose Menschen aus dieser Welt herauszunehmen und sie ins Verderben zu befördern, dass gar nichts darauf hindeutet, dass Gott es nötig hätte, ein Wunder zu vollbringen oder den normalen Lauf Seiner Vorsehung zu verlassen, um einen gottlosen Menschen in irgendeinem Moment zu vernichten. Sämtliche Mittel, die es gibt, um Sünder aus der Welt zu schaffen, liegen ganz und gar in Gottes Händen und sind so sehr Seiner Macht und Entscheidung unterworfen, dass Er Sünder zu irgendeinem Zeitpunkt ins Verderben stürzen kann; es kommt gar nicht darauf an, welche Mittel und Wege Gott im einzelnen Fall gebraucht oder in Betracht zieht.

7.

Jede Vorsicht und Sorgfalt des natürlichen Menschen, sein eigenes Leben zu bewahren – oder die Sorgfalt seiner Mitmenschen, ihn zu bewahren –, bieten ihm nicht einen Augenblick die geringste Sicherheit! Sowohl die göttliche Vorsehung als auch die allgemeinen menschlichen Erfahrungen bezeugen dies. Es ist ein klarer Beweis dafür, dass die eigene Weisheit des Menschen keine Sicherheit vor dem Tod gewährt. Wäre es anders, so müssten wir einen Unterschied sehen zwischen den klugen und gebildeten Menschen dieser Welt und den andern; sie alle sind aber gleicherweise der Gefahr eines frühen und unerwarteten Todes ausgesetzt. Tatsache ist: *»Wie stirbt doch der Weise samt dem Toren dahin!« (Pred. 2,16).*

8.

Alle Bemühungen und Vorkehrungen der gottlosen Menschen, der Hölle zu entgehen, während sie weiterhin Christus ablehnen und somit gottlos bleiben, bewahren sie nicht einen Augenblick vor der Hölle. Fast jeder ungläubige Mensch, der etwas von der Hölle vernimmt, redet sich ein, dass er ihr entgehen werde; er vertraut auf sich selbst in Bezug auf seine eigene Sicherheit; er schmeichelt sich in dem, was er geleistet hat, jetzt noch leistet und in Zukunft noch leisten wird; jeder macht sich Gedanken, wie er der Verdammnis entgehen könne, und schmeichelt sich selbst, dass er sich gut vorbereitet habe und dass seine Pläne nicht scheitern könnten. Zwar hört er, dass nur wenige gerettet werden, und dass der größte Teil der bisher verstorbenen Menschen verloren sind; aber jeder bildet sich ein, dass seine Pläne und Maßnahmen zum Entrinnen der Hölle eben besser seien als diejenigen der schon verlorenen Seelen. Er beabsichtigt nicht, an jenen Ort der Qual zu gelangen; er spricht zu sich selbst, dass er dafür sorgen und es gelingen werde, und dass er die Sache so ordnen werde, dass sie nicht scheitert.

Aber diese törichten Menschenkinder täuschen sich erbärmlich in ihren eigenen Plänen und in ihrem Vertrauen auf die eigene Kraft und Weisheit; sie vertrauen auf nichts anderes als nur auf einen Schatten. Der größte Teil derer, die bisher unter denselben Gnadenmitteln gelebt hatten und jetzt tot sind, ist zweifellos verloren gegangen, und zwar nicht etwa deshalb, weil sie nicht so weise gewesen wären wie die jetzt noch Lebenden, und auch nicht deshalb, weil sie sich nicht so gut vorbereitet hätten, um ihre eigene Rettung zu sichern.

Wenn wir mit ihnen sprechen und sie einen nach dem andern befragen könnten, ob sie zu Lebzeiten, wenn sie von der Hölle hörten, jemals erwartet hätten, einmal diesem Elend der Hölle ausgesetzt zu sein, so würden wir zweifellos einen nach dem andern antworten hören: »Nein, ich hatte nie die Absicht, hierher zu kommen; ich hatte mir die Dinge anders vorgestellt. Ich dachte, ich hätte mich gut vorbereitet; ich hielt meine Pläne für gut. Ich hatte mir vorgenommen, mich effektiv darum zu kümmern; aber der Tod kam unerwartet über mich; ich hatte ihn nicht zu dieser Zeit und auf diese Art und Weise erwartet; er kam wie ein Dieb. Der Tod hat mich überlistet; Gottes Zorn traf mich zu schnell. Oh, diese meine verfluchte Torheit! Ich hatte mir selbst geschmeichelt und mich mit eitlen Träumen von dem, was ich in der Zukunft tun würde, vergnügt, und als ich sagte: *›Friede und Sicherheit‹, da hat mich ›das Verderben plötzlich überfallen‹« (1.Thess. 5,3).*

9.

Gott hat sich durch keinerlei Verheißung dazu verpflichtet, irgendeinen gottlosen Menschen auch nur einen Augenblick vor der Hölle zu bewahren. Gott hat gewiss keine Verheißungen des ewigen Lebens oder einer Befreiung oder Bewahrung vor dem ewigen Tod gegeben, mit Ausnahme der Verheißungen, die im Gnadenbund enthalten sind, die Verheißungen, die in Christus gegeben sind, in welchem alle Verheißungen Ja und Amen sind (2.Kor. 1,20). Aber sicherlich haben diejenigen kein Interesse an den Verheißungen Gottes, die keine Kinder Gottes sind, weil sie an keine Verheißungen Gottes glauben.

Was manche auch immer bezüglich der Verheißungen gedacht und behauptet haben, die dem ernsthaften Suchen und Anklopfen gottloser Menschen gelten, so ist es doch klar und offenkundig, dass Gott in keiner Weise verpflichtet ist, den gottlosen Menschen auch nur einen Augenblick vor dem ewigen Verderben zu bewahren, wie sehr dieser sich auch mit frommen Bemühungen anstrengt, wie sehr er auch betet – solange er nicht an Christus glaubt.

So kommt es also, dass die gottlosen Menschen in der Hand Gottes sozusagen über dem Abgrund der Hölle festgehalten werden; sie haben den feurigen Abgrund verdient und sind bereits dazu verurteilt; und Gott ist schrecklich provoziert; Sein Zorn ist ihnen gegenüber genauso groß wie gegenüber allen, welche gottlos gestorben sind; und sie haben nicht das Geringste getan, um diesen Zorn zu besänftigen oder zu mildern. Gott ist außerdem nicht im Geringsten durch irgendeine Verheißung verpflichtet, sie nur einen Moment zurückzuhalten. Sie haben kein Interesse an irgendeinem Mittler; es gibt keine erreichbaren Mittel, die ihnen irgendwelche Sicherheit bieten könnten.

Mit anderen Worten: Sie haben keinen Zufluchtsort – nichts, woran sie sich festhalten könnten. Alles, was sie in jedem Augenblick noch bewahrt, ist der freie Wille Gottes und die unverbindliche, an keine Verpflichtung gebundene Langmut des erzürnten Gottes.

KAPITEL

2

DIE LANGMUT GOTTES

Der Nutzen möge die Erweckung der Unbekehrten unter euch sein. Das, was ihr gelesen habt, trifft auf jeden von euch zu, der noch nicht in Christus ist. Jene Welt des Elends, jener See aus brennendem Schwefel ist unter euch ausgebreitet. Da ist der schreckliche Abgrund mit den glühenden Flammen des Zornes Gottes; da ist der weit aufgerissene Schlund der Hölle! Und ihr habt keinen Untergrund, auf dem ihr stehen könnt, noch etwas, woran ihr euch festhalten könnt; zwischen euch und der Hölle ist nichts als Luft; nur die Macht Gottes und Sein Wohlgefallen halten euch noch obendrüber fest.

Ihr seid euch dessen wahrscheinlich nicht bewusst; ihr meint, dass ihr von der Hölle ferngehalten werdet; aber ihr seht nicht die Hand Gottes darin, sondern schaut auf andere Dinge, wie auf den guten Zustand eurer körperlichen Verfassung, eure Sorgen um euer eigenes Leben und auf die Mittel, die ihr zu eurer eigenen Erhaltung einsetzt. Aber diese Dinge bedeuten in Wirklichkeit nichts; wenn Gott Seine Hand von euch zurückzöge, würden sie nicht mehr nützen, euch vor dem Fall zu bewahren und aufrechtzuerhalten, als die dünne Luft, in der ihr schwebt.

Eure Verdorbenheit macht euch sozusagen so schwer wie Blei, so dass ihr euch mit gewaltigem Gewicht und Druck zur Hölle hin abwärts neigt. Wenn Gott euch losließe, würdet ihr sofort hinuntersinken und schnell abwärts fahren und in den bodenlosen Abgrund stürzen. Eure gesunde Verfassung, eure eigene Vorsicht und Klugheit, eure beste Vorsorge und eure Rechtschaffenheit hätten nicht mehr Einfluss, euch zu stützen und vor dem Verderben zu bewahren, als ein Spinngewebe einen fallenden Felsen aufhalten könnte.

Wäre es nicht das souveräne Wohlgefallen Gottes, so würde die Erde euch keinen Moment länger ertragen; denn ihr seid für sie eine Last. Die ganze Schöpfung seufzt unter euch; die Kreatur ist der Knechtschaft eurer Verderbnis unterworfen, nicht freiwillig (Röm. 8,20-21); die Sonne scheint nicht bereitwillig auf euch, da ihr mit ihrem Licht doch nur der Sünde und dem Satan dient; die Erde gibt ihren Ertrag nicht freiwillig her, da ihr damit nur eure Begierden befriedigt; sie ist auch nicht willentlich eine Bühne für eure Bosheit, auf der ihr euch austoben könnt; die Luft dient euch nicht freiwillig zum Atmen, um die Flamme des Lebens in eurem Körper zu erhalten, während ihr euer Leben im Dienst der Feinde Gottes verbringt.

Gottes Schöpfung ist gut und wurde für den Menschen erschaffen, um Gott zu dienen, und die Kreaturen dienen nicht freiwillig einem andern Zweck, und sie stöhnen, wenn sie zu Zwecken missbraucht werden, die so direkt gegen ihre Natur und ihre Bestimmung gerichtet sind. Die Welt würde euch ausspeien, wäre da nicht die souveräne Hand Dessen, der sie auf Hoffnung hin unterworfen hat. Die schwarzen Wolken des Zornes Gottes, die jetzt direkt über euren Köpfen hängen, sind erfüllt von furchtbarem Sturm und starkem Donner; sie würden sich sofort über euch entladen, wenn nicht die Hand Gottes sie zurückhielte. Das souveräne Wohlgefallen Gottes hält Seinen rauen Wind vorerst zurück, sonst würde er mit Wut daherbrausen; dann käme euer Verderben wie ein Wirbelwind, und ihr wäret gleich der Spreu auf der Sommertenne.

Der Zorn Gottes gleicht den großen Wassern, die gegenwärtig noch gestaut werden, aber stets zunehmen und immer höher steigen, bis sie losgelassen werden. Je länger der Strom eingedämmt bleibt, um so schneller und mächtiger ist sein Lauf, wenn er einmal losgelassen wird. Es ist wahr, dass das Gericht über eure bösen Werke bisher nicht vollzogen wurde; die Fluten der Rache Gottes wurden zurückgehalten; aber eure Schuld nimmt inzwischen ständig zu, und ihr häuft jeden Tag mehr Zorn an; die Wasser steigen ständig und werden immer mächtiger; und es gibt nichts als das bloße Wohlgefallen Gottes, das die Wasser zurückhält, die sich nicht aufhalten lassen wollen und mit aller Kraft vorwärts drängen. Wenn Gott nur Seine Hand von der Schleuse zurückzöge, so würde sie plötzlich aufspringen, und die feurigen Fluten des grimmigen Zornes Gottes würden mit unvorstellbarer Wut hervorbrechen und mit allmächtiger Kraft über euch kommen, und wenn eure Stärke zehntausendmal größer wäre, als sie es tatsächlich ist, so wäre sie nicht imstande, dieser Flut zu widerstehen oder sie zu ertragen.

Der Bogen des Zornes Gottes ist gespannt und der Pfeil ist auf die Sehne gelegt, und die Gerechtigkeit richtet ihn auf euer Herz und strafft den Bogen, und es ist nichts als der bloße Wille Gottes, und zwar eines zornigen Gottes, der an kein Versprechen oder irgendeine Verpflichtung gebunden ist, der den Pfeil des Todes noch einen Augenblick davon abhält, auf euch abzuschießen (5.Mo. 32,42; Jer. 46,10).

So seid ihr alle, die ihr nie die große Wandlung des Herzens erlebt habt, welche die gewaltige Kraft des Geistes Gottes in euren Seelen zu bewirken vermag; ihr alle, die ihr also noch nicht wiedergeboren und damit zu neuen Kreaturen geschaffen wurdet, die ihr also noch tot seid in euren Sünden und noch nicht in das neue, bisher noch unbekannte Licht und Leben erhoben wurdet – ihr alle seid noch in den Händen eines zornigen Gottes. Euer Lebenswandel mag sich in vielen Beziehungen noch so sehr gebessert haben; ihr mögt religiöse Neigungen haben und in euren Familien wie auch im stillen Kämmerlein und im Hause Gottes eine gewisse Form der Frömmigkeit pflegen – es ist dennoch nichts als Sein bloßer Wille, der euch in diesem Moment davor bewahrt, vom ewigen Verderben verschlungen zu werden.

Wie sehr ihr auch jetzt noch nicht von der Wahrheit dessen überführt sein mögt, was ihr lest, so werdet ihr doch nach und nach davon überführt werden. Diejenigen, die euch in diesem Zustand vorausgegangen sind, sehen es nun ein, wie es in Tat und Wahrheit um sie bestellt war; das Verderben kam plötzlich über die meisten von ihnen, als sie noch nichts davon ahnten, und noch sagten: »Friede und Sicherheit!« Jetzt erst erkennen sie, dass all das, wovon sie sich den Frieden und die Sicherheit versprachen, nichts war als dünne Luft und leerer Schein.

Der Gott, der euch noch über dem Abgrund der Verdammnis hält, gerade so, wie etwa eine Spinne oder ein Insekt über dem Feuer gehalten wird, dieser Gott verabscheut euch und ist schrecklich erzürnt; Sein Zorn über euch brennt wie Feuer; Er betrachtet euch als etwas, das zu nichts anderem wert ist, als ins Feuer geworfen zu werden; Seine Augen sind zu rein, als dass sie euren Anblick ertragen könnten (Hab. 1,13); ihr seid in Seinen Augen zehntausendmal scheußlicher als die abscheulichste Giftschlange in den unseren. Ihr habt ihn unendlich tiefer beleidigt als je irgendein widerspenstiger Rebell seinen Herrscher; trotz alledem bewahrt euch nichts anderes als Seine Hand noch davor, jeden Moment ins Feuer zu stürzen.

Nur dieser Bewahrung in Seinen Händen habt ihr es zu verdanken, dass ihr in der letzten Nacht noch nicht ins Verderben gefahren seid, dass ihr heute Morgen noch in dieser Welt erwachen durftet, nachdem ihr gestern

Abend eure Augen zum Schlaf geschlossen hattet; und es ist kein anderer Grund dafür zu nennen, dass ihr, seit ihr heute Morgen aufgestanden seid, noch nicht ins Verderben gefahren seid, als dass Gottes Hand euch aufrechterhalten hat. Es ist auch kein anderer Grund dafür zu nennen, dass ihr nicht ins Verderben fahrt, während ihr diese Predigt lest und Seine reinen Augen durch eure sündige, böse Art gereizt habt. Ja, es ist nichts anderes als Grund zu nennen, warum ihr nicht gerade jetzt ins Verderben fahrt.

O Sünder, bedenkt doch die schreckliche Gefahr, in der ihr schwebt! Gottes Hände halten euch immer noch über dem Abgrund Seines Zorns, über dem Abgrund – der ewigen Verdammnis. Sein Zorn, den ihr herausgefordert habt, ist gegen euch ebenso heftig entbrannt wie gegen die vielen Verdammten, die schon gestorben sind. Ihr hängt gleichsam an einem dünnen Faden, um den die Flammen des göttlichen Zornes lodern, jeden Moment bereit, ihn zu versengen und zu verbrennen, und ihr habt kein Interesse an einem Erretter. Ihr habt nichts mehr, woran ihr euch zu eurer Errettung festhalten könntet; nichts kann euch von den Flammen des Zorns fernhalten; nichts in euch selbst; nichts von dem, was ihr getan habt oder tun könnt, wird Gott dazu bewegen, euch auch nur einen Augenblick zu verschonen.

KAPITEL

3

DER ZORN GOTTES

Und nun bedenkt noch vor allem einiges bezüglich des Zornes, der euch so sehr droht:

1.

Wessen Zorn ist es? Es ist der Zorn des unendlichen Gottes. Wäre es nur der Zorn eines Menschen, so wäre er, auch wenn es der mächtigste Herrscher wäre, verhältnismäßig wenig zu beachten. Man fürchtet sich zwar sehr vor dem Zorn der Könige, besonders der unumschränkt regierenden Monarchen, die ganz willkürlich über das Eigentum, ja über das Leben ihrer Untertanen gebieten. *»Der König ist zu fürchten wie ein brüllender Löwe; wer sich seinen Zorn zuzieht, verwirkt sein Leben« (Spr. 20,2).* Der Untertan, der einen despotischen Fürsten so sehr erzürnt, muss die extremsten Qualen erleiden, welche ein Mensch nur erfinden und in seiner

Macht auferlegen kann. Aber die größten irdischen Machthaber in ihrer höchsten Majestät und Gewalt, in ihren größten Schrecken sind nur schwache, verächtliche Würmer im Staub, wenn man sie mit dem großen, allmächtigen Schöpfer und König des Himmels und der Erde vergleicht. In ihrer höchsten Wut können sie nur wenig ausrichten, wenn sich ihre Raserei austobt.

Vor Gott sind alle Könige der Erde wie Heuschrecken; ja, sie sind nichts und weniger als nichts; weder ihre Gunst noch ihr Hass beeindrucken Ihn. Der Zorn des großen Königs der Könige übersteigt den ihren ebenso weit, wie Seine Majestät über die ihre erhaben ist. *»Ich sage aber euch, Meinen Freunden: Fürchtet euch nicht vor denen, die den Leib töten und danach nichts Weiteres tun können. Ich will euch aber zeigen, wen ihr fürchten sollt: Fürchtet Den, welcher, nachdem Er getötet hat, auch Macht besitzt, in die Hölle zu werfen! Ja, Ich sage euch, Den fürchtet!« (Lk. 12,4-5).*

2.

Es ist der *Grimm* Seines Zornes, dem ihr ausgesetzt seid. Die Heilige Schrift spricht oft vom Zorn Gottes, wie zum Beispiel in Jesaja 59,18: »*Den Taten entsprechend, so wird Er vergelten: Zorn Seinen Widersachern.*« In Jesaja 66,15: »*Denn siehe, der HERR wird im Feuer kommen und Seine Streitwagen wie der Sturmwind, um Seinen Zorn in Glut zu verwandeln und Seine Drohungen in Feuerflammen.*« Und so ist es noch an vielen anderen Stellen. Wir lesen also von Gottes Grimm. In Offenbarung 19,15 lesen wir von der »*Weinkelter des Grimmes und des Zornes Gottes, des Allmächtigen*«. Diese Worte sind äußerst schrecklich. Wenn es nur »der Zorn Gottes« heißen würde, so würden diese Worte schon etwas unendlich Schreckliches andeuten; es wird aber nicht nur dies gesagt, sondern es heißt: »*… des Grimmes und des Zornes Gottes.*« Von dem Zorn Gottes ist hier die Rede, von dem Grimm Jahwes! Oh, wie schrecklich muss das sein! Wer kann aussprechen oder sich vorstellen, was solche Ausdrücke in sich tragen?!

Es heißt aber nicht nur so, sondern auch: *»des Grimmes und des Zornes Gottes, des* ***Allmächtigen.***« Als ob es eine sehr große Offenbarung Seiner allmächtigen Gewalt wäre, was der Grimm Seines Zorns anrichten solle, als ob die Allmacht gleichsam erzürnt und entfaltet werden sollte, wie etwa die Menschen ihre Kraft im Grimm ihres Zornes zu entfalten pflegen. Oh, was wird dann die Folge sein?! Was soll aus dem armen Wurm werden, der es erleiden muss?! Wessen Hände können dann noch stark sein? Und wessen Herz vermag das auszuhalten? In welch schreckliche, unaussprechliche, unfassbare Tiefe des Elends muss das arme Geschöpf versinken, das dem allen ausgesetzt ist?!

Bedenkt dies, die ihr diese Predigt lest und noch nicht errettet seid! Dass Gott den

Grimm Seines Zornes ausüben wird, bedeutet, dass Er ihn ohne jedes Erbarmen auferlegt. Wenn Gott eure unbeschreibliche Not und eure Qualen sieht, die weit über eure Kräfte hinausgehen; wenn Er sieht, wie eure arme Seele zermalmt wird und gleichsam in unendliche Finsternis versinkt, dann wird Er kein Erbarmen mit euch haben; Er wird von der Vollstreckung Seines Zorns nicht ablassen und nicht im Geringsten den Druck Seiner Hand mäßigen; es wird keine Milde oder Barmherzigkeit geben. Gott wird Seinen rauen Wind nicht zurückhalten und keine Rücksicht auf euer Wohlergehen nehmen, noch darauf achten, dass ihr nicht zu viel leidet, in einem anderen Sinn als nur, dass ihr nicht mehr leidet, als es die strenge Gerechtigkeit erfordert; aber nichts soll deshalb zurückgehalten werden, weil es für euch zu schwer zu ertragen sei.

In Hesekiel 8,18 lesen wir: *»So will denn auch Ich in Meinem grimmigen Zorn handeln;*

Mein Auge soll sie nicht verschonen, und Ich will Mich nicht über sie erbarmen; und wenn sie Mir auch mit lauter Stimme in die Ohren schreien, so werde Ich sie doch nicht erhören!« Jetzt ist Gott bereit, sich euer zu erbarmen; dies ist ein Tag der Gnade; ihr könnt jetzt noch schreien und darauf hoffen, Gnade zu erlangen. Aber wenn dereinst der Tag der Gnade vorüber ist, wird euer klägliches und schmerzliches Schreien und Weinen vergeblich sein; ihr werdet gänzlich verloren und von Gott verworfen sein, ohne Rücksicht auf euer Wohlergehen. Gott wird keinen anderen Verwendungszweck für euch haben, als dass ihr nur Elend erleiden müsst; ihr werdet zu keinem anderen Zweck weiter bestehen; denn ihr werdet *»Gefäße des Zornes [sein] …, die zum Verderben zugerichtet sind« (Röm. 9,22)*; und es wird keinen anderen Verwendungszweck für diese Gefäße geben, als dass sie nur noch mit dem göttlichen Zorn gefüllt werden. Gott wird so weit davon entfernt sein, Mitleid mit euch zu haben, wenn ihr zu Ihm schreien werdet, dass Er darüber nur lachen und spotten wird (Spr. 1,24-32)

Wie schrecklich sind die Worte in Jesaja 63,3, welches die Worte des großen Gottes sind: »›*Ich habe die Kelter allein getreten, und von den Völkern war kein Mensch mit Mir; und so habe Ich sie zertreten in Meinem Zorn und zerstampft in Meinem Grimm, dass ihr Saft an Meine Kleider spritzte und Ich Mein ganzes Gewand besudelte.*« Es ist wohl unmöglich, sich Worte vorzustellen, welche diese drei Aspekte, nämlich Verachtung, Hass und grimmige Entrüstung noch deutlicher zum Ausdruck bringen.

Wenn ihr Gott anfleht, Er möge sich euer erbarmen – so ist Er so weit davon entfernt, euch in eurer Notlage zu bemitleiden oder euch auch nur die geringste Rücksicht oder Gunst zu erweisen, dass Er euch stattdessen mit Füßen treten wird. Und obwohl Er weiß, dass ihr die Last Seiner Allgewalt, die auf euch lastet, nicht ertragen könnt, wird Er dies nicht beachten, sondern wird euch ohne Gnade unter Seinen Füßen zermalmen. Er wird euch nicht nur hassen, sondern Er wird euch zutiefst verachten. Kein Platz wird für euch in Frage kommen, außer unter Seinen Füßen, damit ihr zertreten werdet wie Kot auf den Gassen (Mi. 7,10).

3.

Das Elend, dem ihr ausgesetzt seid, wird euch Gott zu dem Zweck auferlegen, um euch zu zeigen, wie groß der Zorn Gottes ist. Gott offenbart den Menschen in Seinem Wort, wie großartig Seine Liebe und wie schrecklich Sein Zorn ist. Die Könige dieser Erde wollen manchmal zeigen, wie schrecklich ihr Zorn ist, indem sie diejenigen, die sie herausfordern, mit extremen Strafen belegen.

Nebukadnezar, der mächtige und stolze Herrscher des Reiches der Chaldäer, wollte seinen Zorn zeigen, als er gegen Sadrach, Mesach und Abednego wutentbrannt war, und er befahl deshalb, den glühenden Feuerofen siebenmal heißer zu machen, als er vorher war; zweifellos erreichte er damit den höchsten Grad des Grimmes, den menschliche Fähigkeiten erreichen könnten. Aber ebenso ist der große Gott gewillt, Seinen Zorn zu erweisen und Seine furchtbare Majestät und gewaltige Macht in den extremen Leiden Seiner Feinde zu verherrlichen. *»Wenn nun aber Gott, da Er Seinen Zorn erweisen und Seine Macht offenbar machen wollte, mit großer Langmut die Gefäße des Zorns getragen hat, die zum Verderben zugerichtet sind …?« (Röm. 9,22)*. Und da Er dies beabsichtigt und beschlossen hat, um zu zeigen, wie schrecklich der unvermischte, uneingeschränkte Zorn, der Zorn und Grimm Gottes ist, so wird Er es auch in die Tat umsetzen.

Es wird etwas geschehen und in Erfüllung gehen, das für einen Zeugen schrecklich sein wird. Wenn der große und erzürnte Gott sich erhoben und Seine furchtbare Rache an dem elenden Sünder vollzogen hat und der gottlose Schuft tatsächlich die unermessliche Wucht und Macht Seines Grimmes erleidet, dann wird Gott das ganze Universum aufrufen, Seine ehrfurchtgebietende Majestät und Seine gewaltige Macht zu betrachten, die darin zu erkennen sein wird. In Jesaja 33,12-14 lesen wir: »*Die Völker sollen zu Kalk verbrannt werden; wie abgehauene Dornen sollen sie im Feuer verbrennen. Hört, ihr Fernen, was Ich tue, und ihr Nahen, erkennt Meine Stärke! Die Sünder in Zion sind erschrocken, Zittern hat die Heuchler ergriffen. ›Wer von uns kann bei einem verzehrenden Feuer wohnen? Wer von uns kann bei der ewigen Glut bleiben?*‹«

So wird es euch ergehen, die ihr euch noch in einem unbekehrten Zustand befindet, wenn ihr darin verharrt: Die unendliche Macht und Majestät und Furchtbarkeit des allmächtigen Gottes wird sich über euch in der unaussprechlichen Stärke eurer Qualen verherrlichen. Ihr werdet *»gepeinigt werden vor den heiligen Engeln und vor dem Lamm« (Off. 14,10)*, und wenn ihr in diesem Zustand des Leidens seid, werden die heiligen Engel hervortreten und sich dieses fürchterliche Schauspiel anschauen, damit sie sehen können, was der Zorn und Grimm des Allmächtigen bedeutet, und wenn sie es gesehen haben, so werden sie niederfallen und diese Seine große Macht und Majestät anbeten.

4.

Es ist ein ewiger Zorn. Es wäre fürchterlich, diesen Grimm und Zorn des allmächtigen Gottes auch nur einen Augenblick zu erleiden. Aber ihr müsst ihn bis in alle Ewigkeit erleiden. Es wird kein Ende nehmen mit diesem außergewöhnlichen, schrecklichen Elend. Wenn ihr vorausschaut, werdet ihr eine lange Ewigkeit, eine endlose Dauer vor euch sehen, die eure Gedanken verschlingen und eure Seelen entsetzen wird; und ihr werdet absolut verzweifeln darüber, jemals irgendeine Befreiung, ein Ende, irgendwelche Linderung oder Ruhe zu haben; ihr werdet mit Gewissheit erkennen, dass ihr euch lange Zeitalter hindurch, ja Millionen von Millionen von Zeitaltern in vergeblichem Ringen, im Kampf mit dieser allmächtigen, erbarmungslosen Vergeltung fortwährend erschöpfen müsst. Wenn ihr das dann getan habt, wenn ihr tatsächlich so viele Zeitalter auf diese Weise verbracht habt, so werdet ihr erst erkennen, dass all das nur ein Augenblick war im Vergleich zu dem, was noch kommen wird. So wird also eure Strafe tatsächlich ohne Ende sein. Oh, wer kann ausdrücken, was der Zustand einer gottlosen Seele unter solchen Umständen ist! Alles, was wir darüber sagen können, gibt doch nur eine sehr schwache, blasse Vorstellung davon; die Wirklichkeit ist unaussprechlich und unvorstellbar. *»Wer erkennt aber die Stärke Deines Zorns?« (Ps. 90,11).*

Wie fürchterlich ist die Lage derer, die täglich und stündlich in der Gefahr dieses großen Zornes und unendlichen Elends stehen! So trostlos ist aber die Lage jeder Seele, die nicht wiedergeboren ist; sie mag sonst noch so tugendhaft und streng sein gegen sich selbst, noch so besonnen und religiös. Oh, dass ihr das doch bedenken möchtet, ob ihr nun jung oder alt seid! Ich befürchte, dass viele, welche diese Worte lesen, die das Evangelium schon gehört haben, tatsächlich bis in alle Ewigkeit von diesem Elend betroffen sein werden. Wir wissen nicht, wer von den Lesern zu ihnen gehört und was für Gedanken sie nun bewegen. Vielleicht fühlen sie sich noch ganz wohl und vernehmen all das ohne große Beunruhigung; sie schmeicheln sich vielleicht selbst und reden sich ein, sie gehörten nicht zu jenen Leuten, und hoffen, dass sie der Strafe entrinnen werden.

Wenn wir von jemandem wüssten, dass er so denkt und dennoch jenem Elend entgegengehen würde, was für eine schreckliche Vorstellung wäre das, auch nur daran zu denken! Wenn wir von einer einzigen Person wüssten, dass sie zu jenen gehört, was für ein furchtbarer Anblick wäre es, eine solche Person zu sehen! Und wäre es auch nur einer – was für ein jammervolles und bitteres Wehklagen müsste jeder Christ über ihn erheben! Aber, ach! Nicht nur einer, sondern viele werden es sein, die sich in der Hölle an diese furchtbar ernsten Ermahnungen erinnern werden! Und es wäre ein Wunder, wenn nicht einige der Leser schon in kurzer Zeit in die Verdammnis kämen, vielleicht bevor dieses Jahr zu Ende geht. Und es wäre kein Wunder, wenn einige der Leser, die jetzt noch gesund und heiter und sicher dasitzen, noch vor dem nächsten Morgen für immer verloren gehen.

Diejenigen von euch, die letztendlich in ihrem sündigen Zustand verharren, die noch am längsten vor der Verdammnis bewahrt bleiben, werden dennoch innerhalb kurzer Zeit dort sein; ihr habt allen Grund, euch zu verwundern, dass ihr nicht schon verworfen seid. So ist es ohne Zweifel schon einigen ergangen, die ihr persönlich gesehen und gekannt habt; sie haben die Hölle keineswegs mehr verdient als ihr, und es hatte allen Anschein, sie müssten jetzt noch unter den Lebenden sein wie ihr. Aber für sie ist alle Hoffnung dahin; sie sind in äußerstem Elend und vollkommener Finsternis. Ihr aber seid noch am Leben, wohlversehen mit Bibeln, mit Sonntags-Gottesdiensten, mit Dienern am Wort, und ihr habt damit noch die Möglichkeit, Errettung zu erlangen. Was gäben jene verdammten, hoffnungslosen

Seelen jetzt nicht alles für einen einzigen Tag einer solchen Gelegenheit, wie ihr sie noch fortwährend habt!

Und jetzt habt ihr eine außergewöhnliche Gelegenheit, einen Tag, an dem Christus die Tür der Gnade weit geöffnet hält; dort steht Er in der Tür und ruft mit lauter Stimme den armen Sündern zu. Es ist ein Tag, an dem viele zu Ihm strömen und sich ins Reich Gottes hineindrängen; täglich kommen viele aus dem Osten, dem Westen, dem Norden und dem Süden. Viele, die noch vor Kurzem in demselben elenden Zustand waren, in dem ihr euch befindet, sind jetzt in einem glücklichen Zustand, und ihre Herzen sind erfüllt von der Liebe zu Ihm, der sie geliebt und in Seinem eigenen Blut von ihren Sünden gereinigt hat, und sie freuen sich in der Hoffnung auf die Herrlichkeit Gottes.

Wie schrecklich ist es, an einem solchen Tag zurückzubleiben, so viele andere feiern zu sehen, während ihr verschmachtet und zugrunde geht – so viele zu sehen, die *»vor Freude des Herzens frohlocken«*, während ihr *»vor Herzeleid schreien und vor gebrochenem Mut jammern«* müsst (Jes. 65,14)! Wie könnt ihr in einem solchen Zustand auch nur einen Augenblick ruhig bleiben? Sind eure Seelen nicht ebenso kostbar wie die Seelen derjenigen, die jetzt von Tag zu Tag zu Christus hinströmen?

Sind nicht viele unter euch, die schon lange in der Welt gelebt haben, die bis auf den heutigen Tag nicht wiedergeboren und somit noch *»ausgeschlossen [sind] von der Bürgerschaft Israels« (Eph. 2,12)*, die in ihrem bisherigen Leben nichts anderes getan haben, außer sich *»selbst Zorn auf[zuhäufen] für den Tag des Zorns« (Röm. 2,5)*? Oh, ihr armen Menschen, eure Lage ist in besonderer Weise außerordentlich gefährlich! Eure Schuld und Herzensverhärtung sind äußerst groß. Ihr hättet es besonders nötig, über euch selbst nachzudenken und gründlich aus dem Schlaf aufzuwachen; ihr werdet den Grimm und Zorn des unendlichen Gottes nicht ertragen können.

Und ihr jungen Männer und jungen Frauen, wollt ihr diese kostbare Zeit versäumen, die ihr jetzt genießt, während andere eures Alters allen Nichtigkeiten der Jugend entsagen und zu Christus kommen? Ihr habt gerade jetzt eine einzigartige Gelegenheit; aber wenn ihr sie nicht nutzt, so wird es euch bald so ergehen wie jenen Menschen, die alle kostbaren Tage ihrer Jugend in der Sünde verbrachten und jetzt in so schrecklicher Verblendung und Verhärtung leben.

Und ihr Jungen und Mädchen, die ihr noch nicht errettet seid, wisst ihr nicht, dass ihr hinunter in die Hölle fahrt, um dort den schrecklichen Zorn dieses Gottes zu erleiden, der euch jetzt jeden Tag und jede Nacht zürnt? Wollt ihr euch damit zufrieden geben, Kinder des Teufels zu sein, während andere Jugendliche im Land sich bekehrt haben und zu heiligen und glücklichen Jungen und Mädchen des Königs der Könige geworden sind?

Und alle, die noch nicht in Christus sind und noch über dem Abgrund der Hölle schweben – ob sie nun alte Männer und Frauen oder Leute mittleren Alters oder junge Leute sind –, jeder möge auf das Rufen des Wortes Gottes hören. Dieses *»angenehme Jahr des HERRN« (Jes. 61,2),* das für einige ein Tag so großer Gnade ist, wird für andere zweifellos ein Tag ebenso großer Rache sein. Die Herzen der Menschen verhärten sich, und ihre Schuld wächst, während sie die Rettungsbotschaft hören und doch ihre Seelen vernachlässigen. Die Gefahr ist groß, dass solche Menschen der Herzensverhärtung und der Verblendung des Geistes verfallen.

Gott sammelt Seine Auserwählten auf der ganzen Welt; wer zu Christus kommt und Buße tut, wird angenommen, und der Rest wird verloren gehen. Wenn ihr nicht zu Christus kommt, werdet ihr den Tag, an dem ihr geboren wurdet, auf ewig verfluchen; und ihr werdet euch wünschen, dass ihr gestorben und zur Hölle gefahren wäret, bevor ihr das Evangelium gehört hattet. Nun ist es zweifellos so, wie es in den Tagen von Johannes dem Täufer war: Die Axt wird an die Wurzel der Bäume gelegt, damit jeder Baum, der nicht gute Früchte bringt, abgehauen und ins Feuer geworfen wird.

Deshalb sollten alle, die nicht in Christus sind, jetzt aufwachen und dem kommenden Zorn entfliehen. Der Zorn des allmächtigen Gottes hängt jetzt zweifellos über einem großen Teil von euch. Jeder möge aus Sodom fliehen! Eile und *»rette deine Seele! Und schaue nicht zurück …! Rette dich ins*

Bergland, damit du nicht weggerafft wirst!« (1.Mo. 19,17).

WEITERE TITEL

dieser Buchreihe

Gemeinde und Mission

Bestell-Nr.: 875.212

Sind dies die letzten Tage?

Bestell-Nr.: 875.280

Der Weg zum Frieden

Bestell-Nr.: 875.238

Was ist biblische Verkündigung?

Bestell-Nr.: 875.213

Was ist ein Christ?

Bestell-Nr.: 875.277